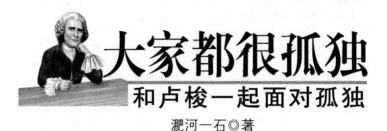

大家都很孤独
和卢梭一起面对孤独

淝河一石◎著

中国财富出版社

图书在版编目（CIP）数据

大家都很孤独：和卢梭一起面对孤独 / 淝河一石著. —北京：
中国财富出版社，2015.8
ISBN 978-7-5047-5753-1

Ⅰ.①大… Ⅱ.①淝… Ⅲ.①孤独症—研究 Ⅳ.①R749.4

中国版本图书馆 CIP 数据核字（2015）第 133419 号

策划编辑	刘　晗		**责任印制**	方朋远
责任编辑	刘　晗		**责任校对**	杨小静

出版发行 中国财富出版社

社　　址 北京市丰台区南四环西路 188 号 5 区 20 楼　**邮政编码**　100070

电　　话 010-52227568（发行部）　　010-52227588 转 307（总编室）
　　　　　010-68589540（读者服务部）　010-52227588 转 305（质检部）

网　　址 http://www.cfpress.com.cn

经　　销 新华书店

印　　刷 北京高岭印刷有限公司

书　　号 ISBN 978-7-5047-5753-1/R·0083

开　本	880mm×1230mm　1/32	**版　次**	2015 年 8 月第 1 版
印　张	8.5	**印　次**	2015 年 8 月第 1 次印刷
字　数	183 千字	**定　价**	32.00 元

卷首语
孤独是灵魂的影子，谁也无法逃脱

孤独，是一种病毒，正在这熙熙攘攘、人流不断的都市里，无声地蔓延。

无论是寂寞无声的夜晚，还是暮霭沉沉的黄昏，抑或阳光明媚的午后，甚至霞光万道的清晨，孤独都会随时袭来，爬上你的心头，爬进你的灵魂。

孤独是你灵魂的影子，它会时刻伴随你。只是，有时候和朋友在一起，你会暂时忽略它的存在。但它又随时会突然跳出来，可能在你一个人的时候，也可能在你置身人群中的时候。

孤独有很多种。不可否认，有些孤独是思想性的，你希望找

大家都很孤独

一个人分享你的思想，却难以找到那个理解你的人。就像尼采所说的，我期待一个人，我去寻找那个人，最后，我找到的始终是我自己，但我已经不再期待我自己了。

如果真的是这种孤独，那么即使孤独了，也就无所谓了，毕竟这是一种具有极高思想境界的人的孤独，是一种高贵的孤独。

但还有一些孤独是简单的，就是一个普通的人，想找另一个普通人说说话，倒一倒心中的苦水，但就是找不到那个人。所以，有一种孤独，是当你需要向人倾诉时，却无人愿意倾听。

在北京这样的现代都市里工作和生活过的人，有谁没有过这样的感受？每天，有2000多万人在这里生活，可当你孤独时，当你心里苦闷想要找人一诉衷肠时，你把手机里的电话簿翻了一遍，却愣是找不到一个人。

找昔日同窗吧，他们不是忙，就是碰巧有其他事；找朋友吧，隔行如隔山，不同的行业很难聊到一块儿去；找同行吧，这个圈子很小，平日里就明争暗斗，怎敢往深了聊；找父母吧，有些话不方便和父母说，有些话说了又怕他们担心……

也许会有人感到奇怪，难道从这2000多万人中都不能找到一个陪你说话的人吗？但事情就是这么奇怪，有时候你就是找不到这样一个人。

这就如同，你明明已经站在大海边上，眼前就是一望无际的海水，但你却要眼睁睁看着自己渴死，这就是孤独！

有一种孤独，是当你需要帮助时，却无人可以依靠。

每一天，在我们生活的城市里，有多少人是背井离乡，忍受着孤独寂寞，下雨了没人送伞，生病了没有人照顾。一个人默默走完四季，冷暖自知。

此外，孤独有很多种：有一种孤独，是你置身在人群中，有很多人陪你一起疯狂地玩耍，陪你欢笑，你却依然感到孤独；有一种孤独，是你无论做什么，也没有人理你，没有人问你，让你自己觉得自己无论做什么，都没有意义；有一种孤独，是你努力向目标奔跑时，却发现整个跑道上就你自己……

有人说，生命，是一场孤独的跋涉，一个人走，一个人流浪；一个人哭，一个人笑，一个人坚强。

一次伤痛，是一次觉醒；一场磨难，是一场洗礼。走过，累过，笑过，哭过，才会成长；痛苦过，悲伤过，焦灼过，孤独过，才会飞翔。

这些话，说起来很潇洒，但真正去做，真正去体会，真正置身于孤独的深渊里，却是那么的难熬。

面对孤独，伟大的思想家卢梭说："我没有了兄弟，没有了朋友，没有了社交，在这个众生云集的世界上，我却只剩下了我自己。我已经丧失了世间的一切希冀，再也找不到滋养我心灵的养分。"

思想的巨人卢梭在面对孤独时尚且如此，更何况我们这些芸芸众生。

孤独会带来什么？它不仅会让我们的情绪压抑，低沉，苦闷，还会在生理上对我们产生很坏的影响。美国心理学家做过一项有关孤独的实验，得出的结论是，孤独感的危害相当于每天吸烟 15 支。

此外，孤独感还会增加人体压力激素皮质醇的水平，从而削弱免疫系统，使人更容易生病；孤独者的血压比正常人高出 30千帕，心脏病的患病率是正常人的 3 倍；孤独的生活方式，使癌症的发病率增加 2~3 倍；孤独的老人，其寿命会减少 6 年。

毫无疑问，孤独，是当今社会最流行的"病"。川流不息的车水马龙，摩肩接踵的拥挤人潮，觥筹交错的应酬交际以及迪厅里、酒吧里那些灿烂笑容的背后，实际上都有一颗寂寞难耐的心，一个孤独压抑的灵魂。

所以，克服孤独，管理孤独，学会与孤独相处，成为现代人最迫切面对的一个问题。

自古圣贤皆寂寞，卢梭更是这些寂寞圣贤中最突出的一个。他因为发表《爱弥儿》而遭到知识分子、教会和巴黎当局的联合抵制，此后的 16 年时间里，一直到他生命的最后一刻，他一直生活在孤独中。

他忍受孤独，他痛恨孤独，他又不得不和孤独为伴，最后他开始习惯孤独，享受孤独。在孤独中，他写下了《忏悔录》和《一个孤独者散步的梦》。从字里行间里，你能够看到一个孤独的灵魂，用血写出的充满智慧的、震古烁今的话语。

为此，本书对卢梭的著作进行了梳理，挑选了 200 多个和孤独有关的最有代表性的语句，并对其进行了简单的解读，以飨读者。

翻开本书，让卢梭的思想之光照进我们的内心，让我们和伟大的启蒙思想家、哲学家、教育家、文学家卢梭一起面对孤独！

大家都很孤独

和卢梭一起面对孤独

目　录

第一章　被全世界遗弃，也许是因为你自己

第二章　多交朋友，才能远离孤独

第三章　婚姻与爱情，让孤独远遁

第四章　走出家门，不要把自己囚禁

第七章　坚守孤独，因为它最接近成功

第八章　有一些孤独，你要学会与它共处

第一章

被全世界遗弃，也许是因为你自己

如今，在这个世界上，我已经孑然一人了，孤孤零零，空空落落。

——卢梭

孤独是一场缠绵无尽的细雨，丝丝缕缕笼罩着每一个人。但这场雨又不够均匀，有些人淋得多些，有些人淋得少些。那些被孤独之雨浇透的人，常常从记事起就步入孤独，走过一段无言的心路。长大了，心伤结了疤，他笑着流泪，但那种隐痛，恍若还在心口。无数次，他充满忧伤地问："谁，能执我之手，消我半世孤独？"答案是没有人。因为有些孤独，是由你的性格习惯决定的。如果你被全世界遗弃，也许是因为你自己。

威严的人，常常被人挂在墙上看

在上流社会，人与人之间最自然的情感被彻底窒息了。那些满脸写满威严的贵族，只知道颐指气使，那些仆人们只知道汇报。他们之间没有平等的交流，也就没有任何友谊可言。

——卢梭

第一次见到赵老师的时候，就被他的气势震慑住了，央视大编剧，50多岁，一头长发，文艺范儿十足。

和他在一起的时候，我不敢轻易说话，唯恐说错了，让赵老师笑话。很快，我发现不仅是我，其他人也和我差不多。

于是，有赵老师在场的聚会，赵老师就成了主角，我们都成了听众。遇到什么需要拍板决策的事，本来如果赵老师不在场，我们可以商议着来，而且常常可以做得很好。但一有赵老师在场，我们的智慧似乎一下子消失了，一切都要看赵老师的态度。赵老师表了态，也就算拍板了。好与不好，大家也都不再说啥了。

后来，在这个圈子混久了，眼界开阔了，比赵老师级别更高的大咖也见过了，这时，我才发现，其实赵老师并没有自己当初想象的那么高大。

既然这样，以后再见到他，就没有必要那么拘谨了吧，就可以想说啥就说啥了吧，实际上却不行。再次见到他，还是有点畏惧，还是有点放不开，还是宁愿把说话权和决策权都拱手交给他。

如此几次之后，我自己也厌烦了。我虽然不是个野心很大的人，却也不喜欢老被一个人压着。既然在赵老师面前如此拘谨，干脆以后尽量不见他，或者尽量少见吧！

当然，不仅我有这样的心态，圈子里的人也大都有这样的感觉。于是，在以后的聚会里，已经很难再见到赵老师的身影。

其实，在我的这30多年人生历程中，我还见到过好多位像赵老师那样在我心里被视为威严的人，如我的外公、我五年级的语文老师、我第一份工作所在公司的部门经理……

和这些"威严"的人在一起的时候，不知不觉中我就把自己的地位降低了，对方就轻而易举地掌握了话语权和主导权。在他们面前，我老是感到有一种隐形的压力存在，感觉到不自在。

显然，一个威严的人，是无法与一个普通人进行平等交流的。这一点，卢梭看得很清楚，所以他说那些威严的主人与唯唯诺诺的仆人，是很难成为朋友的。在卢梭那样一个等级森严的时代，贵族拥有威严尚有情可原，但在今天这个时代，如果依然拥有威严，可能就很悲剧了。

就以赵老师为例，我能够感觉到，其实他是很想和年轻人打成一片的。但是，一个威严惯了、似乎高人一等的人，怎么能和普通人打成一片呢？偶尔，路过我们之前经常光顾的那家咖啡屋，看到他一个人坐在桌前，目光无神地看着窗外，那一刻，我能够感到他内心是孤独的。

想到赵老师，就很容易联想到老杜。在一次聚会上，老杜发言不多，而且人很谦虚，我们在一起聊得很好。60多岁的老杜酒量很好，气氛很融洽，大家都喝多了，最后我们相互搀扶着一起出酒店打车。

我想当时酒店服务员看到这一幕，一定会感到很有趣，一个60多岁的老人，居然和年轻人玩得这么疯！

第二天，醒酒之后，上网查了一下老杜的资料，顿时吓了一跳，原来他竟然是商界一个非常知名的人物。

可以想象，如果昨晚我知道了他的真实身份，我可能就不会那样轻松地和他聊天，和他喝酒，和他疯狂地玩耍了。

但是有了第一次和老杜平等交流之后，后来虽然知道了他的身份，再见到他时，依然感到很轻松，依然可以轻松交谈，丝毫没有拘束感。人与人之间的关系就是这么微妙，似乎双方的关系一旦确立了，就不会被轻易打破。

人生就是一场选择，在人际交往中也是如此。一个威严的人，可能会取得某些话语权，获得某些面子，获得某些心理优越感。但他的存在会令其他人不舒服，他很难和其他人玩到一起去。所以，无论是他和别人在一起的时候，还是最后被别人边缘化的时候，他都是孤独的。

所以，如果你恰恰就是这种人，如果你不愿意忍受这种孤独，那么你可以像老杜多学习一下，放下自己的架子，放下自己的优越感，做一个能够和别人平等交流的普通人。

经常抱怨的人，会被周围人放逐

我这个最愿意与人交往、最重情谊的人，竟被大家齐心协力地驱逐了出来。我这颗敏感的心，被他们的仇恨发泄残忍地折磨着，他们把维系我与他们之间的一切联系狠狠地斩断了。虽然如此，我还是那么的爱他们，因为我知道，只要他们还是称其为人的时候，就不会拒绝我对他们的爱。

——卢梭

有人说，男人都是骗子，幸运的女人，被骗了一辈子；而不幸运的女人，则被骗了一阵子。

这句话多少有些调侃的意味，也有亵渎爱情神圣性之嫌，但它也说明了在婚姻中，女性的感觉才是一切。

曾经有一个很漂亮的农村女孩，在一次听戏时，被一个男孩看上了。男孩家在城郊，长相一般，也没有啥体面的工作。他知道凭自己的这个条件，要追到那个漂亮女孩根本不可能。

要想成功，只有撒谎！

去提亲的时候，他戴上一副眼镜，声称自己是城市户口，还叫上一个在车队上班的亲戚开车接送。农村人哪里分得清真假，稀里糊涂就同意了这桩婚事。

结婚之后，女孩才发现男孩说的一切都是谎言。但木已成舟，那个年代离婚很少见，女孩只好默默接受了这场婚姻。

但女孩心中的怨气，并没有随着时间的流逝而消除。在此后的若干年里，她怎么看，怎么觉得男孩不顺眼，于是，她天天抱怨，天天指责男孩。

起初，面对女孩的抱怨，男孩有时也做些反驳，甚至发生口角，发生摩擦，但这只能招致更大的抱怨。

再坚强的心，也熬不过一颗失衡的心的长期腐蚀。十年过去了，当初生龙活虎、爱说爱笑的男孩，终于被改造成为了一个沉默寡言的人，变成了一个比实际年龄要苍老很多的人。

最后，男孩实在不堪忍受女孩的抱怨，和村里一个老实巴交、长相很一般的寡妇离家出走了。

可以想象，本来女孩心中的抱怨，就如溪流一样源源不断，经过这次刺激之后，现在突然像山洪一样爆发了。

平日里，只要见到人，她都不忘发泄一些心中的抱怨，抱怨那个男人没良心，抱怨自己命不好。

起初，人们很同情她，后来老是听到那些话，就感到厌烦了，远远地看到她走过来，人们就主动避开了。甚至连她的子女，也不愿来见她。

每天，她都活在孤独之中，无论是在家里，还是走在大街上，没人愿意理她，没人愿意同她说话，她仿佛被全世界的人放逐了。

显然，女孩是不幸的，稀里糊涂嫁给了一个自己不喜欢的男孩，过着不幸福的日子，最后，居然又被自己不喜欢的那个男孩遗弃了。

也许有人会说，女孩的不幸包含了时代的因素。如果是今天，当结婚后她发现自己被骗时，她可以选择离婚。

不错，面对婚姻问题的不幸，离婚确实可能是解决问题的方法。但在现实生活中，有很多问题是有可能找不到解决办法的。例如，某人遭遇车祸，留下终身残疾；某人因为做生意失败，贫困潦倒；某人因为被朋友出卖，家破人亡。

遇到这种命运的不幸，你难免要抱怨一下。但我告诉你，越是在这种时候，你越是不要抱怨！也许你会不满，也许你会感到委屈，你已经如此不幸了，现在难道连抱怨一下的权利都没有了吗？

对，你没有！现实就是这么残酷！

首先，你不断抱怨，不断哭泣，有用吗？当然没用。不管你受到多大的委屈，周围人都不会陪你哭泣，所以你的抱怨没有用！

其次，抱怨是负能量，会传染给别人。所以，你越抱怨，别人就会越讨厌你，孤独就会变成一间囚笼，囚住你的灵魂，囚住你的人生，将你拽入孤独的深渊。

卢梭非常明白这个道理，在遇到不幸时，他的做法不同于普通人。在遭遇大家的排挤与打击的时候，卢梭选择的不是抱怨，而是继续去宽恕他们，热爱他们。

也许有人会认为，那些喜欢抱怨的人，常常是逆境中的可怜人。其实，情况并非如此，现实中就有很多抱怨者，其实各项条件并不差。

就像上文故事中的那个女孩，虽然她嫁的那个男孩，不像男孩吹嘘的那样有城市户口，也不是知识分子，但也不算非常差啊。随着城市化进程的不断加快，男孩所在的那个城郊，很快变成了城市的一部分，他也变成了城市人。

和她同村的女孩相比，她嫁的这个男孩并不算差。如果她能少一点抱怨，本来日子过得还是不错的，她也不会被周围人放逐。

所以，如果你是一个爱抱怨的孤独者，如果你想要摆脱孤独，你首先要减少一点抱怨，多一些感恩。

取是一种本事，舍是一门哲学

善良行为的好处之一就是使灵魂升华，并使之产生更加美好的行为，因为人都是有弱点的，在受到诱惑而要去干坏事却又戛然而止，这也就可入善行之列了。

——卢梭

有人说，生命是一道算术题，人的一生不过 3 万个日子，活一天就减少一天。如何睿智地过好这 3 万个日子，其实也是一道算术题，那就是掌握好加法与减法。

加法就是"取"，减法就是"舍"，两者的关系很微妙。

人生之初时，只知取。除了取得生命，还要取得食物，以求生长；取得知识，增长才干。长大之后，则要有取有舍，或取熊掌而舍鱼，或取利禄而舍悠闲。

在漫长的人生道路上，取是一种本事，有了取的本事，你才不会贫穷。而舍是一门哲学。掌握了舍的哲学，你才能赢得友谊，赢得信赖，赢得更多取的机会。

此外，取与舍是相辅相生的，如果你希望取的太多，而舍的太少，其结果就会像古希腊哲学家塞涅卡所说："有些人因为贪婪，想得到更多的东西，却把现在所有的也失掉了。"

道理虽然容易明白，但现实中却充斥着下列现象：总想多占别人一点便宜，人际关系一次用完，做生意一次赚足。总以为自己这样做是聪明，殊不知世界上的人没有一个是傻的，他们吃了你的一次亏，就会记住你，以后不再和你合作，不再和你交往。所以，你的"聪明"既是在断自己的后路，也让自己陷入孤独。

当然，伟大的智者卢梭没有这样做，他说："最重要的是，我真心摒弃了贪婪和私欲，这就使那些我所抛弃的东西显得无关紧要了。"

所以，对于一个贪婪心太重的人，如果要想摆脱孤独，赢得朋友，你就要像卢梭所说的那样，学会摒弃你的贪婪与私欲。再退一步说，假如你无法完全摒弃你的贪婪与私欲，那么至少你可以适当地抑制你的贪婪。

有这样一个故事，在某个地区，人们都在盛传一个小孩很傻。据说，如果有人同时给这个小孩一个 5 角和一个 1 元的硬币，他总是选择 5 角，而不要 1 元。

有个人不相信，就拿出两个硬币，一个 1 元，一个 5 角，叫那个小孩任选其中一个。结果，那个小孩真的挑了 5 角的那个硬币。

那个人觉得非常奇怪，便问孩子："难道你不会分辨硬币的币值吗？"

开始小孩不愿说，在被反复追问了很久，孩子才小声说：

"如果我选择了1元钱，下次你就不会跟我玩这种游戏了!"

这就是那个小孩的聪明之处。如果他选择了1元钱，就没有人愿意继续跟他玩下去了，而他得到的也就只这1元钱! 但他选择了5角钱，把自己装成傻子，就会引起人的好奇心。于是，傻子当得越久，他就拿得越多，最终他得到的，将是1元钱的很多倍!

这个道理其实很简单，但并不是所有人都能这样做。因为有些人总是太贪婪了，他们只知道取，而不懂得舍，他们总是想一下子把所有的好处都获得。实际上，这种人是无法抵挡住心中的诱惑。

等到了最后，他的朋友都离他而去，他周围人都讨厌他，他生活在孤独的深渊时，他才知道后悔，但一切都晚了。

卢梭形象地说，到了这个时候，贪婪的孤独者才祷告上帝："你为什么让我这么软弱，让我不能爬出深渊呢?"

但上帝却不管这些，只是对他们的良心说："我是把你造得太弱，爬不出深渊来。但我曾把你造得很坚强，让你别掉进去。"

卢梭这段话的意思是说，抵制诱惑的勇气，在事情发生之时才最有意义。如果事情发生之后，你才发现失去了更多，才开始后悔，那时一切都晚了。

所以，如果你是一个贪婪的孤独者，如果你打算从孤独的深渊中爬出来，那么从现在起，你就要努力做到远离贪婪，适可而止，知足者常乐。

炫耀的人，会被人讨厌

她尽可能地做到不显山露水，免得引人嫉妒。与她在一起，我极其平静自若，在享受着说不明道不白的快乐。我就是如此这般地待一辈子，甚至永生永世，也不会有片刻的腻烦。她是我与之谈话从不觉得乏味的唯一的一个人，不像出于礼貌同别人谈话时那么活受罪。

——卢梭

无论是在单位，还是在同学圈里，小雨都是被经常孤立的那一个，同学聚会有时会有意无意地把她落下，她在群里的发言很少有人回复，她在微信朋友圈里发点东西很少有人点赞，她默默忍受着一个人的孤独。

小雨很不解，自己条件并不差啊，1.68 米的身高，白净的皮肤，戴着一副黑边眼镜，看上去斯斯文文的。为何大家都不喜欢自己呢？

其实原因很简单，那就是小雨太喜欢炫耀了。在大家的印象中，只要一有可以炫耀的机会，小雨必然要趁机炫耀一下。

大学刚毕业的那年元旦，小雨在她的 QQ 签名中写道："我明天要去香港玩几天，最近一段时间大家不要打我电话啊!"

那个时候，小雨的有些同学还没有找到工作，即使找到工作的，也大都收入微薄。看到小雨的这个签名，大家心里都有点酸溜溜的，很不爽：不就是去一趟香港嘛，没有必要让全世界都知道吧!

在单位里，小雨有些高傲，有时甚至锋芒毕露。比如，和同事说话时，她总喜欢夹杂英文单词。当听到某个同事方言很重时，她就会毫不掩饰地嗤笑："对不起，我不懂你说的河南话。"

对于小雨这样的女白领，出类拔萃的男人喜欢把她当普通朋友，交流思想，但决不肯娶她为妻，因为他们知道同小雨这样自命不凡的女人生活在一起会很累；而那些平庸的男人，在小雨面前会忍不住自卑，更不可能去主动追求小雨。

至于女孩，喜欢小雨的就更少了。本来很多女人对小雨就有点心怀嫉妒，加上小雨平时喜欢用更多的时间来炫耀自己，而不是真心和别的女孩真实地交流内心，所以，几乎没有一个女孩成为她真正的朋友。

像小雨这类女孩的内心其实很孤独，业余时间仅靠看书、看电视、看碟片、玩游戏、上网来打发日子，周末也是如此。

和小雨不同，公司的文员小轩正好相反。小轩长相普通，只有大专学历，而且说话还带有浓重的山东口音。

但小轩人很实在，不喜欢炫耀，能够经常和别人分享自己经历的小事，也敢于自嘲，俨然是个女汉子。所以，单位的男女同事，大家都很喜欢和她交往。无论是上班的空闲时间，还是周末，小轩身边从来不缺少同事、朋友。大家在一起嘻嘻哈哈，玩得非常愉快。

为何会有这种差异？这一方面正如卢梭所说，炫耀会引起别人的嫉妒，会给别人带来心理压力，从而从内心上不喜欢你，甚至讨厌你。

另一方面是因为，你如果一心只想着炫耀自己，那么与别人相处时，你就只想着把自己优秀的一面展示出来，把自己不好的一面隐藏起来。这样一来，你和别人永远会有隔膜，别人就不会了解你，又怎么能成为你的朋友呢？

所以，如果你平时喜欢炫耀自己，并因此成为被孤立的那一个，那么你以后就要尽量少一些炫耀，多一些真诚，努力学会放低心态，融入你所在的人群。

选择固执，就选择了孤独

他还既无知又固执，即便对一些无足轻重的问题也固执己见，以至于我经常和他争论不休，最后根本不愿再见他。一个人灵魂那么超脱，考虑问题却是那么细致入微，真是不可思议。

——卢梭

生活中，总有一些人，他们虽然永远正确，却没有情趣，让我们不愿意靠近；总有一些情感，被封闭起来，我们无法触及；总有一些距离，看着并不远，我们却不愿逾越。

多年前的一个夏日午后，大江和几个朋友一起到田野玩，路过一个水塘。

当时，一个朋友看到水塘里冒了一个很大的水泡，于是这个朋友认为水塘里一定有鱼，所以，就建议大家一起下池塘摸鱼。

大江说："这个池塘干了很久，直到一个多月前下大雨时，才积了一点水，现在哪里来的鱼！你们就别下去浪费时间了。"

那位朋友说："那也说不定啊！也许前段时间发大水的时候，旁边小河里的鱼游到这个池塘里也说不定啊。再说，即使没有鱼，下去摸一下就当玩了也不错啊！"

　　但不管怎么说，大江决定就是不下水。无奈之下，其他朋友就不管大江了，纷纷卷起袖子，挽起裤腿，缓慢走进水塘里，唯有大江一个人默默地站在岸边观看。

　　确实如大江所说，他们果然没有摸到鱼，反而裤子沾上了水。他们从水塘上来之后，当初那个提议下河摸鱼的朋友略带羡慕地对大江说："真让你说对了，果真没有鱼。幸好你没有下水，否则也是白忙一场。"

　　其他人也跟着附和，赞扬大江有先见之明。

　　听了这些赞扬自己的话，大江心中固然有些许自豪，但更多是落寞。这是因为虽然刚才下水的朋友没有摸到鱼，可是他们在水里摸来摸去，一片欢声笑语，这让一个人站在岸上的大江感到有些孤独，有些无聊。

　　在以后的人生中，大江经历了很多类似的事。上大学时，同寝室的人决定集体出去包夜上网，但大江不去；在单位里，同事相约一起半夜去唱歌，大江不去……

　　不可否认，每一次大江总是站在"正义"的一边，站在"听话"的一边，站在遵守规定的一边，所以，大江永远是正确的。

　　但生活中，如果太过于坚守这些东西，就会给人刻板固执的印象，就会变得没有情趣。因此，最后的结果是，周围人给大江的评价是"太固执""死脑筋"，平时大家一起组织一些聚会、游玩活动时，也经常有意不叫上大江。

　　大江当然也是有感情的，看到周围的人相处如此融洽，他却经常孤零零的一个人，他心里自然也很不好受。

曾经有人善意地提醒过他，为人处世不要太固执。他自己也知道，这样固执下去很不好。他也曾经暗下决心，以后再也不要这样固执下去了。但江山易改，本性难移，一遇到事情时，他常常就故态复萌。

工作几年之后，随着大江逐渐步入领导岗位，他身上的固执就更加明显了，无论做什么事，他要坚持的东西，就一定要坚持到底，大家知道他的这个脾气，遇到争执，也就避开他。平日里，下属、同事和他打交道，只限于工作，个人的交流几乎一点儿都没有。

这个世界上，缺少朋友的人有很多，但并不是所有的人都是孤独的。因为有的人已经学会了品味孤独，享受孤独。但遗憾的是，大江显然不属于这一种。在极少数他醉酒之后，从他的大喊大叫中，人们才知道，他胸腔里的那颗心原来是如此孤独。显然，他属于缺少朋友，又无法享受孤独的那一类人。

那些和大江类似的人，要想走出这种困境，办法有两个，要么是改变固执的习惯，学会与周围人和谐相处；要么是沉下心来，学会与孤独相处。

吃亏是福，所以要学会分享

我告诉他们要让别人也得到好处，否则这件事情根本就无法进行下去。人性中都有获利的一面，谁也不能例外。

——卢梭

分享是一种境界，能够让你的人生得到升华，从此不再孤独。正如卢梭所说的那样，如果你是一个不愿意分享的人，那么你肯定会生活在暗无天日的孤独之中，因为人性中都有获利的一面，谁也不能例外。

除了卢梭，著名文学家托尔斯泰也曾这样说过，"两个人分担一个痛苦，只有一个痛苦；两个人分享一个幸福，却有两个幸福。"在当今这个网络时代里，人与人之间的距离越来越近，依靠一部手机或一台电脑就能彼此分享快乐与幸福，最常见的就是我们在微博上或微信朋友圈里分享一条信息，马上就能获得朋友们的点赞或者留言，快乐与幸福在拇指一按的瞬间就传递了出去——如果，我们执意在当前这个讲究分享的社会里做一个拒绝分享的人，那么我们一定会生活在孤独中。

林少华是一家广告公司的策划专员，才华出众，做事认真，很受上司和同事们的喜欢。可是，他在这家公司干了半年之后，同事们就开始不愿意搭理他了，就连之前一直很器重他的上司，也是动不动就给他"找碴"。

为此，林少华很是痛苦，他根本不知道自己做错了什么，大家会这样对他。有一天，他和一位老员工聊天的时候说到了自己的痛苦，"我真的不知道自己该怎么办，莫名其妙，大家就开始这样对我了。"

"为什么会这样，你真的一点儿都不知道吗？你还记不记得3月份的那个很成功的项目？"老员工一边喝着咖啡一边问道。

"记得啊，那是我在这个公司里最愉快也最难忘的时候，项目成功了，客户非常满意，多付了5%的项目费作为奖励，同事们都来祝贺我，主管也给我马上办了转正。"

"那个项目是你一个人完成吗？"

"基本上是我一个人完成的，主管帮我审了几次策划案，还有其他几个同事也给过了几个参考意见，主要的工作还是我独立完成的。"

"别人给予了你帮助，你最后成功了，你与别人分享了吗？"

"分享？怎么才算分享，我说谢谢了啊！"

"说一个谢谢就可以了吗？你应该懂得和大家一起分享成功，你可以请帮助你的人吃顿饭、唱次歌，玩一玩，别人未必需要你请，而是他们觉得自己的付出是值得的，知道你是一个乐于分享的人，以后愿意与你合作。"

　　与老员工吃完这顿饭之后，林少华终于找到了自己被孤立的原因。后来，他在工作中变得热情主动起来，有什么好事情也会想着大家，慢慢地又和大家打成了一片。

　　聪明人懂得分享，因为他们知道分享自己的快乐，也会换来别人的快乐，同时还能够赢得别人的尊重，不让自己一个人孤独地行走在人生道路上。那些愚蠢者呢？他们往往独享功劳、独享荣誉、独享快乐，不愿意和别人分享，最终给自己带来了意想不到的麻烦。

　　因为懂得分享，所以能够通过分享从而使自己得到更多的收获。所以，分享不仅仅是一种美德，还是一种智慧。

　　很多时候，我们在分享的同时也在收获，也在取得更多的养分。总统懂得分享，那么他一定是受人爱戴的；商人懂得分享，那么他一定是功成名就的。

　　分享，就好像是一种投资，用自己的快乐做筹码，去传播，去分享，从而交换得到更大的利润与收成。也许很多时候，这样的收成仅仅只是表面的光荣，人品的提升，但是在有些时候，却足以改变你的一生。所以命运细节之处的微妙就在于此。

　　因此，我们应该谨记卢梭的教诲，做一个懂得满足"人性中获利的一面"的人，从而让自己每天都沐浴在快乐的阳光下。

放下自负，拒绝孤独

那些自负的人都有一个很明显的特征，他们总是觉得自己是正确的，别人是错误的，自己是聪明的，别人是愚蠢的。以至于，有时候他们看到一个陌生人的时候，都会在心里说，这是个愚蠢的家伙。可事实却是，他们才是一群十分愚蠢的家伙。

——卢梭

对于那些总是对别人不屑的人，别人通常也不会看重他，所以这些人最好的朋友可能就是孤独。因为，自负的人总是认为自己比别人厉害，总是不肯低下头和大家打成一片，总是觉得自己比别人聪明，总是自己高看自己。可是，真实的情况却是，你未必有别人聪明，你自己并不比别人高明多少。

汉朝的时候，在西南方有个名叫夜郎的小国家，它虽然是一个独立的国家，可是国土很小，百姓也少，物产更是少得可怜。但是由于邻近地区以夜郎这个国家最大，从没离开过国家的夜郎国国王，就以为自己统治的国家是全天下最大的国家。

有一天，夜郎国国王与部下巡视国境的时候，他指着前方问道："这里哪个国家最大呀？"

部下们为了迎合国王的心意，于是就说："当然是夜郎国最大啰！"

走着走着，国王又抬起头来，望着前方的高山问："天底下还有比这座山更高的山吗？"

部下们回答说："天底下没有比这座山更高的山了。"

后来，他们来到河边，国王又问："我认为这可是世界上最长的河川了。"

部下们仍然异口同声回答说："大王说得一点儿都没错。"

从此以后，无知的国王就更相信夜郎国是天底下最大的国家了。

有一次，汉朝派使者来到夜郎，骄傲又无知的国王因为不知道自己统治的国家只有汉朝的一个县一般大，竟然不知天高地厚地问使者："汉朝和我的国家哪个大？"

现实生活中，很多自负的人都如同自大的"夜郎"，总是觉得自己很强大，殊不知自己非常地渺小。

明明渺小，却自认为自己很大，不仅会惹人嘲笑，还会令人厌烦，以至于失去很多与人交往的机会。现实生活中，凡是自负的人，一般人缘都不好，一般都会孤独。因此，我们要摆脱孤独，首先得放下自负。

对于那些自负的人来说，怎么做才能够让自己不再孤独呢？

首先是要放下自负，努力地融入到朋友圈子中去。也许你真的很有才华，也许你真的很努力，可是不管你取得了多大的成就，你都应该放下自负，努力地融入到朋友圈子中去。等你融进去之后，你会发现有很多比你厉害得多的人，他们也没有你那么自负。这个时候，你的自负心态就会消失了。

其次是认清自己，放低姿态。一个自负的人要放下自负，那么最直接的原因就是他终于看清了自己。只有你看清自己的时候，你才会看见自己的不足，意识到自己还需要低下头来继续磨炼。

如果现在你还是孤独的自负者，那么请你明白，你要放下自负，放低姿态，才能够成功地摆脱孤独。因为当你高高地昂着头的时候，大家就会对你敬而远之；当你低下头和大家站在一起的时候，大家都会站在你的身边。

告别敏感，拥抱快乐人生

不是我真的讨厌这个庄园的主人，只是他实在是有些敏感了。我偶尔大声一些说话，他可能都会觉得我有些什么别的想法。对于这样的人，我应该远离他，不知道哪一天，他的敏感就会给我带来屈辱，或者灾祸。

——卢梭

有人说，敏感的人总是像刺猬一样，一有风吹草动，就马上竖起身上的尖刺，这样的人是没有人愿意和其接触的。

如果你是这样的人，一件小事情就能够刺激你的敏感神经，令你整日都胡思乱想，为一些不可能发生的、只存在于你的想象中的事情而焦虑、纠结、生气，这样的你是不是很可悲呢？答案肯定是。因为你不但会生活得很痛苦，总是被自己的臆想所折磨，还会让自己失去朋友，最终生活在孤独的深渊中。

19世纪70年代初，一个男孩子出生在哈尔滨一个贫穷的工人家里。他的性格十分懦弱，看上去一点儿都不像一个男孩子，并且非常地敏感，总是觉得自己生活的世界里充满了压迫和威胁。

这个男孩的父亲是一名军人，他努力想把儿子培养成一个浑身有男子汉气概的男孩，希望他拥有外向、刚毅的性格，不再像个女孩子一样敏感多愁。

在自己父亲那粗暴而又严厉的培养下，这个男孩的性格不但没有变得刚烈勇敢，反而更加懦弱自卑，并从根本上丧失了自信心，致使生活中每一个细节，每一件小事，对他来说都是十分地敏感——他在困惑痛苦中慢慢长大，整天都在思考着自己该怎么办，因此经常偷偷躲在角落里哭泣，小心翼翼地猜测着又会有什么样不幸的事情落在他的身上。

因为敏感自卑，在学校里男孩基本上不和任何人交流，课余时间、放学回家的路上，他总是一个人。在周围人看来，懦弱、内向、敏感的男孩已经无可救药了，已经毫无希望了。

然而，就在男孩15岁那年，家里突然出现了重大变故，作为军人的父亲突然去世了。父亲去世之后，母亲忧愁过度，也病倒了。顿时，家里不仅失去了经济来源，母亲还要有人照看。

家里已经没有经济能力供男孩上学了，男孩只好辍学找工作。但他年龄太小，没有一个用人单位愿意招聘他。无奈之下，他经常去打零工。

打零工经常需要自己联系活儿，这对于一个敏感的人来说，可不是一件容易的事。所以，找不到零工的时候，他常常一个人躲在公园里哭。

但哭也没有用，自己要挣钱吃饭，生病的母亲要买药。无奈之下，他只好厚着脸皮，到处问人家有没有活干。半年下来，他已经成为一名很会找活干的小零工了。这时，他才发现，自己敏感害羞的毛病已经不见了，通过打零工他还结识了很多朋友。

几年之后，当他的同学正在读大学时，这个男孩已经拥有了一家属于自己的公司，也拥有了一大批来自各行各业的朋友。

本来是一个敏感害羞的人，整天孤身一人，一生毫无希望，一旦摆脱敏感之后，整个人立即变得热情奔放，事业也取得了成功，朋友满天下。男孩的这个转变，再次告诉那些敏感的人，不愿沉浸在敏感里的孤独者们，不要在敏感的牢笼里继续躲藏了，走出来吧，张开你的胸襟，迎接快乐的人生吧！

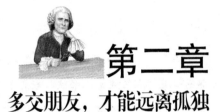

第二章

多交朋友，才能远离孤独

这位德高望重的苏格兰人慈眉善目，强烈地震撼了我的心灵，我俩之间顿时产生了一种强烈的感情。于是，我再次感到了之前的离群索居是何等孤苦，而友情是多么温柔，多么神圣！

——卢梭

孤独与喧嚣无关，摩肩接踵的人群，演绎着身外的花开花谢，没谁陪你挥别远去的流年。那么孤独与什么有关呢？当然是朋友。在你春风得意而找不到人分享幸福时，在你贫穷落魄而找不到人帮助时，在你受到委屈无处诉说时，在你被无聊折磨得想大喊大叫时，只要有朋友，哪怕只有一个，你的这些问题都不再是问题。

面对冷漠，你要燃烧起火焰

韦尔德兰夫人的讽刺话张口就来，必须时刻提防着，否则你都不知道什么时候就已经被人嘲弄了，我觉得这太累人了。可是，由于经常见到她，我终于对她产生了感情。她有她的苦恼，与我同病相怜。我俩相互倾诉，使彼此间的单独相处变得有趣了。

——卢梭

现实生活中，我们的情绪总是特别容易受到外界的干扰。如果周围的人对我们很友好，我们的心情就会好起来，并对他们也会友好；反之，对方冷漠，我们就也会报以冷漠。

塞尔玛陪同丈夫驻扎在一处沙漠陆军军事基地。丈夫经常要外出参加演习，塞尔玛只好一个人闷在家里打发时光。

家，是温馨的代名词，但塞尔玛的家和温馨没有太多关系。房子是由铁皮建造的，火辣辣的太阳直射在上面，整个房间仿佛是一个大蒸笼。

比炎热、干燥更令塞尔玛受不了的是孤独。军事基地旁边，到处都是印第安人或者墨西哥人，他们不会英语，塞尔玛根本没办法与他们交流。

塞尔玛的忍耐已接近极限，她写信告诉父母，她要丢开这里的一切，尽快回家。

父亲在回信中，并没有苦口婆心地安慰女儿，他只是简单地写了几十个字：

两个人从牢中的铁窗望出去，

一个看到了泥土，一个却看到了星星。

父亲这简短的回信，给塞尔玛带来了巨大的震撼，她决定在沙漠中寻找星星。

从第二天起，她走出铁皮屋，开始尝试着用手语或者简单词汇，与当地人进行交流。很快，她发现，当地人非常热情：他们热情地教会了塞尔玛很多事；他们把不舍得卖给游客的纺织品、陶器，大方地送给了塞尔玛。

除了与当地人交往，塞尔玛还开始研究沙漠里的植物、动物，欣赏沙漠的日出、日落。她很快发现，沙漠中原来还有如此多有趣的事情，还有很多其他地方看不到的美景。

渐渐地，塞尔玛发现自己爱上了沙漠。

现实生活中，总有些人喜欢抱怨自己的孤独，看到身边的人不太喜欢和自己接触，不去反思自己的原因，反而去责怪别人太冷漠。

如果你一直这样，那么你就永远不会受人欢迎。因为大家的心情是相同的，你责怪人家，你对人家冷漠，人们也会对你冷漠。相反，如果你转变态度，热情地关心对方，对方也会热情地对待你。

就像上面的那个故事一样，沙漠还是那个沙漠，土著人还是那些土著人，一切外在的事物都没有发生变化，但塞尔玛的心态发生了变化，她眼中的世界也发生了巨大的变化，而她也成了当地土著人的朋友。

纳粹德国集中营的一位幸存者维克托·弗兰克尔说过："在任何特定的环境中，人们还有一种最后的自由，就是选择自己的态度。"

所以，当周围的人对你很冷漠时，你可以选择冷漠面对，也可以选择用热情化解对方的冷漠。聪明的人自然会选择后者，因为你怎样对待别人，别人就会怎样对待你；你怎样对待社会，社会就会怎样对待你。

少一些功利，多一些真诚

我的心对于向它敞开的心扉来说是无话不说的，可是对于那些诡计和奸诈者，却是紧闭着的。

——卢梭

只有少一些功利，多一些真诚，才能够交到更多的好朋友。毋庸置疑，这绝对是一条亘古不变的真理，因为真正的朋友都是以心相交的，而不是拴在利益链上的"合伙人"。这个道理说得再煽情点就是：不论是纯洁的喜马拉雅山上的雪水，还是澎湃的亚马逊湍流，都无法冲洗走两个以利相交的"朋友"间的那道隔阂，功利就是朋友间最大的隔阂。

所以，睿智的卢梭说，他的心对于那些诡计和奸诈者都是紧闭着的。你一旦把那些善于使诡计的奸诈者当作朋友，或者你以奸诈的手段去取得别人的信任来达到某种目的，那么你终究只能得到一种结局：你此生注定不会有一个真诚的朋友。

2013 年 10 月，刚刚从欧洲留学归来的张瑜开始在北京找工作，由于工作经验比较欠缺，且对于薪资的期望值又很高，他投出的数百封求职简历最终都石沉大海。

就在张瑜感到很孤独沮丧的时候，一位远房的表姐给他介绍了一个不错的面试机会：去一家大型影视公司应聘总经理助理。

刚刚毕业就有机会当上一家大公司的总经理助理？这绝对是一个千载难逢的好机会。然而，张瑜得到这个消息后却没有好好地准备面试，而是动起了"小心思"。他觉得凭借着表姐和那个总经理的关系，自己只要会"来事儿"，就一定能够应聘成功。

于是，他在从表姐嘴里"探听"到那个总经理喜欢收藏玉器之后，便马上托朋友购买了一件不错的和田玉……

面试当天，张瑜向那位总经理递上自己的简历之后，又将一个小信封塞了过去，那个小信封里就装着那件刚刚买来的和田玉。还没有等那位总经理反应过来，张瑜就笑着说道："您是我表姐的朋友，自然也是我的朋友，这个信封里的玉器也不贵，是送给您玩赏的，礼物有点轻，希望您别见怪。"

令张瑜没有想到的是，他的话音刚落，那位总经理就一下子变了脸色，直接将他的简历和那个小信封推了过来，说道："王尔德曾说过，众人都疏远了我，而他仍在我身边，这样的人就是我真正的朋友。你是欧洲留学回来的，想必这句话你肯定听说过。你我第一次见面，我是面试官，你是面试者，怎么会是朋友？哪有面试者在面试之时就送面试官礼物的？如此做法，只能表明你心地不纯，很有功利心。别的不谈，就拿朋友来说，我需要的是一个真诚的朋友，而不是一个功利心极重的愚蠢面试者！我可以明确地告诉你，你面试失败了！"

　　那位总经理说完话后就起身离开了面试间，空荡荡的面试间里只留下傻傻坐在那里的张瑜……

　　俗话说，三十年河东，三十年河西。人们自然喜欢结交现在看来就很有价值的朋友，但是，谁都不会知道明天的命运会怎样。从张瑜面试失败的案例中我们可以得出这样一个结论：交朋友时太过功利，往往会让你失去很多朋友，而不是得到很多朋友。所以，我们在为人交友之时，一定不能太功利，而是要多一份真诚，因为只有真诚才是永恒的，所有的功利都是过眼云烟。

　　不论是在平平常常的日常生活中，还是在竞争激烈的职场上，你永远都要明白这样一个道理：假如人生就是一场旅行，我们最重要的收获必定是愉快地欣赏了沿途的美丽风景，而不是将路边的果子，山涧的溪流，天空的飞鸟等美好的事物都装进了自己的口袋；在漫漫人生路上，最美好的事情莫过于与真心交往的朋友一起走、一起唱、一起愉快地奔向明天。

　　所以，我们应该时刻谨记卢梭的教诲，在人际交往中要少一些功利，多一些真诚，不要轻信那些偷奸耍滑的人，更不要以奸诈的手段去伤害别人，生命只有一次，但是朋友却可以有很多，而朋友越多，快乐也就越多。

人生中需要有几个真正的"死党"

性格相投真是效果奇特！到了这一大把年纪，人心已经失却其自然热力了，可是这位善良老人的心却为我而奇怪地炽热起来，令人惊诧不已。

——卢梭

朋友甲：能借我 100 元钱吗？

朋友乙：我只有 50 元钱。

朋友甲：好吧。你欠我 50 元。

朋友乙：恩，等有钱就还你。

……

每个人身边都有一个或几个如此开玩笑的朋友。这时候，你想到了谁？你最先想到的人，肯定是你的"死党"。

可以说，人生最珍贵的礼物莫过于上帝赐你几个能够与你一辈子都奔跑在生命旅程中的"死党"——他们与你有着相近的爱好，与你有着手足情深的难忘岁月，在你困难的时候他们会伸出援手，在你站在成功之巅的时候他们会提醒你怎么做才不会很快就走下坡路。

不是所有的人都会成为你的朋友，而且朋友中能成为"死党"的人也就那么几个。所以，我们就必须去珍惜自己身边的那几个千金难买的"死党"——只要你的身边永远有"死党"们的欢笑声，你的世界就永远不会有孤独。

令人遗憾的是，作为世界上最伟大的思想家之一的卢梭，终其一生却没有一个"死党"，这也是他一辈子都生活在孤独中的重要原因。因此，他曾经非常痛苦地说道："在人世间我是孤单一人，除了我自己，没有兄弟，没有邻居，没有朋友，没有交往。最喜欢群居和最爱人类的人已经被完全一致地放逐了。"

也许，我们根本无法体会卢梭的痛苦，无法体会他在孤独的环境中所承受的煎熬，但是我们却可以做到让自己不去重蹈卢梭的覆辙。所以，我们就应该在多发展"死党"的同时，还应该注意珍惜自己的"死党"。

珍惜自己身边的"死党"，这话说起来多少有点肉麻。也许你在听到这句话的时候，一定会一边笑着一边骂骂咧咧地喊道："你说的就是那几个瘪犊子玩意儿，珍惜，让他们从我的世界里滚得越远越好。"虽然你嘴上会这么说，可是你在这么说的时候心里一定是温暖的，一定是充满快乐的，因为你一想到那几个人就心生愉快。

是的，所谓"死党"，就是那些能够让你一有空就想找他们聚在一起，聚在一起互相调侃、互相玩闹的家伙。在你快乐的时候，他们能够让你的快乐变得更多；在你伤心难过的时候，他们能够让你的伤心难过变得更少。

我们一定要珍惜身边的那些"死党"，其实并不仅仅是让自己的人生不孤独。因为，"死党"们也是我们记忆的"存储器"，我们的那些过往流年，我们的那些快乐与痛苦，我们的那些最不想忘记的事——看到他们，你就能够迅速回忆起来；看到他们，你就永远也不会忘记；曾经那些岁月，都镌刻在他们的额头上……

珍惜自己身边的"死党"吧，他们绝对是你生命中最宝贵的财富之一。

选择朋友，平等很重要

我根据一贯的经验，当时比任何时候都更感觉到，任何不平等的交往总是让弱者吃亏。和一些同我所选定的身份完全不同的阔人相处，尽管无须像他们那样大摆排场，但却不得不在许多事情上仿效他们。种种小的花销，对他们来说只不过是区区小事，可是对我而言却是既不可避免，又不堪重负。

——卢梭

在卢梭看来，朋友间交往最珍贵的就是平等，因为平等不会让友情"不堪重负"。

事实上，与朋友相处要保持平等，这是保持"友谊长青"的一个基本条件。试想一下，一个人和朋友们在一起的时候，总是被瞧不起，或者他总是瞧不起朋友，那么他们还能够"一起愉快地玩耍吗?"

答案当然是否定的，世界上没有无缘无故的免费午餐，也从来就没有不平等的友谊。

世界著名的文学家萧伯纳有一次到苏联访问，在街头遇见一位聪明伶俐的小姑娘，就和她一起玩耍。离别时，他对小姑娘说:

"回去告诉你妈妈，今天和你玩的是世界著名的作家萧伯纳。"

不料那位小姑娘竟学着萧伯纳的语气说："你回去告诉你妈妈，今天和你玩的是苏联小姑娘卡嘉。"

这件事给萧伯纳很大的震撼，他感慨地说："一个人无论他有多大的成就，他在人格上和任何人都是平等的。"

已故的美国总统林肯有一次外出，看到路边有一个身穿破衣烂衫的黑人老乞丐对其行鞠躬礼。林肯总统一丝不苟地脱帽对其回礼。随员对总统的举止表示不解。林肯总统说："即使是一个乞丐，我也不愿意他认为我是一个不懂平等且没有礼貌的人。"

英国有这样一个小故事，一次，女王维多利亚忙于接见王公，却把她的丈夫阿尔伯特冷落在一边。丈夫很生气，就悄悄回到卧室。

不久有人敲门，丈夫问："谁?"

门外回答："我是女王。"

门没有开，女王又敲门。房内又问："谁?"

女王和气地说："维多利亚!"

可是门依然紧闭。女王气极，想想还是要回去，于是再敲门，并婉和地回答："你的妻子。"丈夫边笑边打开了房门。

从上面的三则小故事中我们可以看出，不论你是声名显赫的世界著名文学家，还是手握大权的总统与女王，与人相处之时必须要有平等，否则你也得不到别人的尊重。

毫无疑问，在与人交往的过程中，就必须秉持平等的观念。

卢梭在他的著作中多次强调平等的重要性，因为在他看来：平等就是人与人之间交往的基石，如果两个人在交往的过程中存在着不平等，那么有一方必定是另一方的利用对象，而且朋友之间的不平等，也会像一道无形的沟壑横亘在两人的心间，令朋友之间始终无法亲密起来。

所以，我们在交友的过程中，一定要平等待人，千万不要因为自己在某一方面具有很大的优势就瞧不起他人。

当然，那些不能与我们平等相交，或者说是在交往过程中瞧不起我们的人，我们也一定不要跟他们做朋友！因为，那些瞧不起我们的人，永远不会把我们当作他们真正的朋友！

警惕朋友中的小人

就这样，在我的撮合之下，他俩开始有了交往，而且后来，关系愈加紧密，反把我给甩了。我的命运总是如此，一旦我把我的两个彼此互不相交的朋友弄到一起，他们就必定联起手来反对我。

——卢梭

遇到这样的两个朋友，卢梭一定很痛苦：那两个人成了朋友，却甩掉了卢梭。

事实上，在我们身边，也经常能够遇到这样一些朋友，他们为了达成某种利益关系与你做朋友，在目的达到后就将你视为路人，更有甚者还会伤害你。这样的人就是我们中国人常说的"小人"，而"小人"恰恰是我们在交朋友过程中一定要注意防范的。

2014年夏末的一天，张晓薇从纽约回到了北京，因为她在那里再也待不下去了。异国他乡，知心的朋友几乎没有，除了父亲给她安排的几个生活助理之外，她几乎没有看到过几个黄皮肤黑眼睛说一口流利汉语的中国人。

在纽约实在太孤独了，还是回到北京好，这里既有大烟大火炒的宫保鸡丁，也有酸甜美味的冰糖葫芦，还有一群可以一起疯一起闹的好闺蜜。所以，对张晓薇来说，从纽约回到北京，真可谓是从地狱回到了天堂。

可是，张晓薇回来北京不到两个月，又决定回纽约去了，因为她发现：从纽约回来后的北京，已经不是自己所熟悉的北京了，那几个让自己在万里之外的异国他乡无比惦念的朋友，竟然从来都不是自己真正的朋友，因为她在她们眼里只是那个一起玩一起闹时负责买单的人。

原来，张晓薇从纽约回来之后，恰巧父亲生意上周转困难，给她的生活费比之前少了一些，大家一起玩的几次，她都没有像之前那样大包大揽地去买单。因此，那几个闺蜜就开始悄悄地在背后议论开来，她们觉得张晓薇家肯定是破产了，要不然她怎么会无缘无故地从纽约回到北京呢？要不然她怎么不会像之前那样大方呢？仅仅是因为孤独？这个理由太不靠谱了吧！

所以，那几个被张晓薇视为生命中最重要的朋友，纷纷开始冷落她，喊她们出去唱歌，她们每一个人都有充足的理由不出来；叫她们一起去做头发，她们都推说刚做完不想去。

直到有一天晚上，张晓薇才明白，自己为什么会受到她们的冷落。

事情是这样的，实在很无聊的张晓薇，在闺蜜的微信群里发了一张画面上充斥着巨大孤独感的照片。结果，一个闺蜜在下面留言，"穷就穷了呗，还要学凡高、学卡夫卡，体现自己文艺范儿的孤独"。还没有等张晓薇反应过来，紧接着下面就是一堆留言，这堆留言的大体意思只有一个，那就是张晓薇应该放下大小姐的架子，不要总是喊大家出去玩，结果让大家花钱她享受。

张晓薇做梦也没有想到，她一直认为可以一辈子当作"最亲密的人"的闺蜜们，竟然一直把她当作一个"大钱包"，她跟她们根本就不是"一伙儿"的，她一直都把她们当作是最好的朋友，但是她们没有，原来一起玩一起闹的那些人并不一定是朋友，就算朋友也只能算是"酒肉朋友"。

毫无疑问，张晓薇是可悲而又可怜的一个人，她竟然将一群"小人"当作朋友，直到最后被她们深深伤害，才明白朋友两个字并不是那么容易定义的。

所以，我们在交朋友的时候，一定要谨遵卢梭的教诲：注意时时甄别自己朋友圈中的小人，千万不要与那些小人为伍，防止受到他们的伤害。

那么，我们该怎么做，才能认清"小人"，防范"小人"呢？

毫无疑问，那些具有"挑拨离间""阿谀奉承""落井下石"等不良品性的人都是"小人"。而当我们发现自己身边有这类人的时候，最好的防范方法就是远离他们——只有远离小人，你才能够交到真正的朋友。

不要在孤独时，才想到朋友

我对所有这些善良的人都心怀感激。后来，我同他们都疏远了，当然不是因为忘恩负义，而是由于我的懒散、疏忽以及在小事上的拖拖拉拉，这比大的邪恶对我更加有害。

——卢梭

不要等孤独的时候，才想起朋友；不要等到失败的时候，才去想起他人的忠告，这个道理很多人都明白，可是很多人却只有当身处困境的时候，才会想到这句话。

卢梭的晚年很孤独，因为他的身边一直都没有多少朋友。而卢梭作为一个名满天下的大思想家，为什么会没有朋友呢？是因为他太孤僻了还是因为他太孤傲了？其实都不是，是因为"我的懒散、疏忽以及在小事上的拖拖拉拉"。

很多的时候，我们都忽视了朋友的重要作用，尤其是在我们享受快乐的时候。只有等到我们开始被大片大片的孤独所包围的时候，才想起自己的生命字典里应该有"朋友"这两个字。

所以，趁我们还不孤独的时候，请及时翻开那尘封已久的通讯录，也许我们会在里面找到一位久未谋面的朋友留给的电话号码，或者是找到一位自己想见却总是没时间见的朋友的联络地址，打个电话，发个微信，朋友们一起出来坐坐，喝杯酒，吃顿饭，千万不要等到孤独的时候再想到"联络感情"。

艾伦和琳达从四岁起就开始在一起学芭蕾舞，她们都有着不错的天赋，也都有着很强的毅力。所以，从她们第一次登上舞台起，就一直是令人羡慕的一对好搭档——她们的配合是那样地默契，她们的舞姿是那么的优美。十年之后，她们成了小城中很有名气的一对舞蹈演员。

然而，在出名之后，艾伦却慢慢变了，她总觉得自己跳舞跳得比琳达好多了，很多时候她都认为是琳达沾了她的光。

渐渐地，艾伦开始嫌弃琳达，好几次重要的商演中，她都拒绝和琳达搭伴，而是选择独舞，自然收益也归自己所有。

不得不说，艾伦的确是一个十分适合跳芭蕾舞的好舞者，她在舞台上穿着像童话中一样美丽的红舞鞋，随着音乐在绚丽的舞台上忘我地跳着，其光芒逐渐掩盖过了琳达，赢得了万千宠爱和掌声。

随着名声越来越大，艾伦开始独自奔赴不同的城市去演出，不但赚到了很多的钱，而且也彻底变成了一个高傲而自负的人。

十八岁那年，艾伦参加了一个全国直播的芭蕾舞大赛，一路过关闯将杀进了前六强。可是，在进入前六强之后，艾伦却发现自己遇到了不小的麻烦：之前的比赛中，她都是凭借着独舞时的高得分才赢得比赛的，其双人舞因为一直找不到合适的搭档，而不能获得高分。现在，如果她不能及时弥补双人舞这一弱项，那么很难再取得新突破。

去哪里才能够找到那个能够和自己默契配合的舞伴呢？此时，艾伦发现自己竟然是如此的孤独，孤独到自己竟然连个配合默契的舞伴都找不到。

就在艾伦感到最无助的时候，她突然想到了琳达，那个被自己"抛弃"的舞伴。在经过一番激烈的内心挣扎之后，艾伦拨通了琳达的电话。

"你好，琳达，我是艾伦。"

"哦，是艾伦呀。"

电话那头传来这几个字之后，随即就是一片沉默。过了大约半分钟后，艾伦接着说道："我们还能再一起搭档跳双人舞吗？"

"我们已经好多年没有见面了。"琳达说完这句话后，随后又沉默不语了。

"是的，琳达，我们已经有很多年没有见面了。可是，我想我们应该还能一起搭档，因为我希望你能原谅我，而你一直是一个善良的人，你能给我这个机会吗？亲爱的琳达。"

······

艾伦的确是一个幸运的人，因为琳达确实如她所说的那样是一个善良的人。琳达最终答应了她的请求，那个最熟悉她的舞伴又回来了。

有了琳达这个好舞伴之后，艾伦在双人舞这个环节上的短板一下子消除了，在那场吸引了亿万观众观看的电视直播比赛中，她们最终赢得了冠军，成为全国家喻户晓的芭蕾舞明星。

故事中的艾伦是一个幸运的人，在她孤独无助的时候还能够找回曾经的好搭档，最终实现了自己的人生梦想。

可是，对于现实中的我们来说，我们会有艾伦那样的运气吗？恐怕很难，当朋友们被我们"抛弃"之后，我们还能一个电话、一个短信，就将他们重新唤回到我们的身边，那得需要多少次能够中五百万大奖的运气呀！而我们又有多大几率能够中得五百万的大奖呢？

所以，我们千万不要在人生最得意的时候忘记朋友，在患难的时候记着朋友，在富贵的时候更要记着朋友。千万不要等到自己失意时，自己深感孤独无助的时候，才去联系朋友。因为，那个时候，你的朋友可能已经成为了再也无法挽回的人，他们已经永远不可能再出现在你的生活中了。

嫉妒会让友情迅速枯萎

我从内心深处还是很嫉妒他的，他总是能够轻而易举地就得到别人喜欢的东西。我没有办法说服自己，我知道这样做是很不道德的，可是我还是希望他会失败那么几次，哪怕一次两次也好，我竟然这么期盼了好长一段时间。后来，我们再相遇的时候，他看我的眼神里，总是透着一股子陌生的感觉。莫名其妙，我的内心里也升腾起一股子难以形容的悲痛感。

——卢梭

嫉妒是一把双刃剑，不但能够抹杀友情，还能够让自己深受伤害。

正如卢梭所说的那样，在他嫉妒别人的同时，他的"内心里也升腾一股子难以形容的悲痛感"。所以，与卢梭一样伟大的法国大作家巴尔扎克，在谈到嫉妒这个话题时说道："嫉妒者遭受的痛苦比任何人遭受的痛苦更大，他自己的不幸和别人的幸福都使他痛苦万分。嫉妒心强的人，往往从嫉恨他人开始，最终以害己落幕。"

事实上，很多人之所以总是感到孤独，就是因为他们有一颗嫉妒的心。因为嫉妒，他们常常做出一些伤害朋友的事情，最终让朋友一个个离开了自己，让自己成为了每天生活在孤寂中的"孤家寡人"。

杰克逊一家生活在纽约郊区的一个美丽的小镇上。可是，他整日里都不开心，因为他的收入实在太低了，一家人只能居住在一个连热水澡都不能洗的公寓里。每天一回家，就听着老婆不停地唠叨以及孩子的哭闹，这让他总是心烦意乱的。

而杰克逊的朋友们呢？家家都有一栋漂亮的房子，收入也都很不错，这令杰克逊越来越嫉妒他的朋友们了，因为他总是在想："凭什么你们就过得比我好，凭什么上帝就要亏待我！"

随着他的嫉妒心越来越重，他在工作中也越来越不敬业认真。渐渐地，杰克逊的生活陷入到了恶性循环之中，越是嫉妒别人，自己的工作越是做不好，工作越是做不好，收入也越来越低。

而陷入生活的恶性循环中的杰克逊也变得越来越没有风度，他开始酗酒，开始比之前更懒散，而他身边的朋友们也不再像之前那样对待他，对他越来越冷淡。

一个偶然的机会，杰克逊听说一位富翁得了尿毒症需要换肾，提供者可以获得一百万美元的报酬。听到这个消息之后，杰克逊马上便心动了，思考了几天之后，他觉得自己应该去卖掉一颗肾，这样一来他们一家不但能够摆脱当前的困境，而且他还能够在朋友们之间扬眉吐气。于是，他拨通了那位富豪的电话……

　　卖出去了一颗肾后，杰克逊如愿以偿地拿到了那一百万美元的巨款。可是，令他遗憾的是，他们一家的生活虽然有了巨大的改变，但是他并没有在朋友们之间扬眉吐气，因为他的朋友们都觉得他不是一个可以继续交往下去的人———一个愿意拿健康去换取金钱的人，还有什么东西不能出卖呢？

　　毫无疑问，嫉妒总是常常让人失去理智、失去风度、失去从容、失去生活本应该有的色彩。很多人因为嫉妒，脾气变得越来越暴躁，心灵也逐渐被嫉妒扭曲，最终让他们将朋友视为敌人，做出很多损人利己，甚至损人不利己的事情。

　　正因如此，我们就应该做一个能够平息自己胸膛中嫉妒火焰的人，能够平静地看待自己的不足与别人的优点，一点一点地让自己变得更好，一点一点让自己也成为一个和别人一样幸福的人。

　　那么，我们该怎么做，才不会让自己成为一个每天都妒火中烧的人呢？

　　首先，我们不要总是拿自己的不幸和别人的幸运去比较。如果你实在很想要比较，那么就请先不要和别人比，而是应该拿自己的现在和自己的过去比。如果你发现自己的现在比自己的过去好了很多，那么你为什么还要去嫉妒别人呢？相信自己，只要继续努力下去，未来的你肯定有很大的可能去超越别人，因为你一直都在取得进步。

　　其次，我们要学会扬长避短和将心比心。很多人之所以总是嫉妒别人，就是因为他们总是拿自己的短处和别人的长处进行比较，从而让自己心怀嫉恨。所以，我们应该客观看待别人的长处，并不断地去提高自己，充分激发自身的潜能，缩小自己与嫉恨对象之间的差距，最终让自己成为一直想成为的那个人。

最后，在自己感到心理失衡的时候，要学会用健康的方式去宣泄嫉妒。比如说，在我们感到心理失衡的时候，不妨先平静下来，找自己的嫉恨对象一起做一个深入的探讨，弄清楚自己究竟比别人差多少、差在哪里、该怎么改进。

或者，我们在妒火中烧的时候，可以找一个知心的朋友，痛痛快快地说个够，将自己内心的嫉恨彻底地宣泄出来，这样就能够让自己获得心理上的平衡，从而让自己消除嫉妒，做一个快乐的人。

对真正的朋友，要勇于付出

　　我思来想去，发现自己处身于严酷而不可避免的抉择中——要么对不起埃皮奈夫人、乌德托夫人，要么对不起我自己。我选择了后者。我坚决彻底地、毫不动摇地做出了这一抉择，大有一定要洗刷将我逼到这种山穷水尽地步的那些过错的大义凛然之气概。

——卢梭

　　人与人之间一定要懂得付出，才能够收获回报，而只想着回报却不想着付出的人，是永远不会得到回报的。因此，卢梭说："付出是收获的前提，我若是想着得到而不愿意为他人做些什么，那么他人为什么要相信我能够给他们带来回报呢？"

　　所以，我们要想不孤独，要想交到足够多的"真朋友"，那我们就必须明白这样一个道理：付出真诚，才能够收获感恩；付出了帮助，才能够收获感谢；付出了汗水，才会收获成果——只有你付出了，才会有回报；付出是"因"，回报是"果"。

　　有个小伙子去一家饭店做学徒，跟着厨师长学习厨师技艺。由于这位厨师长是他的舅舅，所以小伙子觉得自己一定会得到额外的照顾。结果，小伙子意想不到的是，自己的舅舅不但不给予他额外的照顾，还总是让他加班加点地去工作。因此，小伙子很生气，决定找个机会辞职走人。

不过，准备辞职时他一直都不甘心，为什么自己的舅舅总是刁难他呢？一天下班后，他问正在研究一道菜品的舅舅，"为什么你这么刻薄呢？饭店又不是你的，你总是把脏活累活儿交给我，饭店老板又不会多给你一分钱，你是不是觉得我是你外甥就好欺负呢？"

就在小伙子一脸怒气地问完之后，舅舅竟然哈哈大笑起来，笑完说道："你真是个傻孩子，就因为你是我外甥，我才让你多干活儿的，多干活儿才能学得多，才能进步快，你现在看看，与你一起做学徒的那几个年轻人，哪个的刀工有你好？哪个对火候的把握有你好？"

听了舅舅的这席话，小伙子一下子恍然大悟，原来舅舅一直都很照顾他。自从这次谈话之后，小伙子比之前更勤快了，有时候不是舅舅交代的工作，他也会抢着完成。就这样，小伙子跟着舅舅干了几年之后，成了另一家星级饭店的厨师长。

众所周知，从一个小学徒工到星级饭店厨师长往往需要十余年时间，这个小伙子能够在几年里就完成这样的"人生大跳跃"，除了有一个好舅舅之外，最主要的一个原因就是他比别人付出的多——比别人干更多的活儿，得到了更多的锻炼机会，收获了更多的经验，最终让他得到了比别人更丰厚的回报。

　　在与人交往的过程中，我们必须要懂得有付出才有回报的道理，不要总是想着朋友付出之后我们再付出。仔细想想，如果大家都是同样的想法，都想着别人先付出了自己再付出，那么这个世界上岂不就是没有朋友了吗？

　　付出与回报本身就是对立统一的，我们要想交到朋友，要想友谊长存，那就必须懂得先去帮助别人、爱护别人，而帮助别人、爱护别人其实就是在帮助和爱护我们自己！

不要觉得所有人都应该让你满意

我很厌恶他这样的人，我没有义务让他处处感到满意，他更没有权利这样要求我。我现在生活在一个僻静的地方，处处惬意，何必为这些事情烦恼呢？我认为，一些人如果不去认真地思考自己，想想自己怎么做好自己，过分地去要求他人，实在不应该，这样的人命中注定是不幸的！因为大家都会弃他而去，他就像是一个天生的债主，别人就是天生的负债者，他随时随地可以扰乱别人的生活，使用抱怨这个武器！

——卢梭

生活中，我们总是会遇到这样一些人：早上上班遇到电梯坏了，一直骂骂咧咧地从一楼走到办公室，让整个办公室的工作气氛从一大清早就被破坏；工作中遇到了困难，最先做的事情不是想着自己该怎么去解决，而是抱怨这抱怨那；感情上遇到不顺的时候，从不想着自己哪里不好，总是抱怨对方不够好；与朋友发生矛盾的时候，总是抱怨别人给自己带来麻烦，从不想着自己也给别人带去了很多的不方便……

可以说，这样的人我们几乎经常碰到，尤其是交了这样的朋友，更是令我们悔恨不已。不过，我们在嘲笑这些人的同时，也应该审视审视自己，因为自己可能在别人的眼里也是这样的。所以，我们在与人交往的过程中，就一定要弄明白一个问题：抱怨究竟能够给我们带来什么？

关于这个问题的答案，卢梭的回答是，"大家都会弃他而去"，因为谁也不是谁天生的债主，这个世界上更没有人天生就是负债者，尤其是在朋友之间。所以，我们在与朋友们交往的过程中一旦发生矛盾或者什么不愉快的事情之时，千万不要去抱怨，而是应该积极地去反思自己哪里做得不对，要学会换个角度看问题，积极地解决问题，因为没有人有义务让你处处感到满意！

一位太太向一位心理医生救助：我的先生有酗酒的恶习，几乎每个礼拜都有一天喝得醉醺醺地回家，一身令人恶心的酒气不说，还把家里搞得鸡犬不宁，为了喝酒的事情，不知道和我吵了多少次，好几次都动了手，孩子们也被他吓得不轻。

心理医生问道：太太，那您想和他离婚吗？

这位太太回答道：怎么说呢，他虽然有酗酒的恶习，但是在他清醒的时候，他还是一个很不错的人，温柔体贴，会教育孩子，会帮我做饭炒菜，赚的钱也是全部交给我保管。所以，我不想跟他离婚，当然，如果他酗酒的恶习还不改的话，那我们离不离婚就取决于我忍耐的限度有多大了。

心理医生接着说道：如果你还不想跟他离婚，还想保持家庭完整的话，那么你不妨换一个方式去解决问题。比如说，你改变一下对他的态度，在他喝醉酒的时候不要和他去争吵，更不要因为他酗酒就总是抱怨，而是抱着宽容的心态去看待问题，没准事情就会出现转机。

这位太太听了心理医生的话后，决定回家去试试。结果，回家后的几个礼拜，这位太太做出了很大的改变，不再像往常那样在丈夫喝醉酒时与其争吵，而是全心全意地去照顾三个孩子，还教导孩子要同情自己的"酒鬼爸爸"。然而，令人惊奇的改变发生了，两个月后，那位丈夫酗酒的次数越来越少，渐渐地，他开始戒酒了，并为自己之前的酗酒行为感到羞愧和悔恨。

一年之后，那位喜欢酗酒的丈夫彻底地戒酒了，哪怕是参加酒席也是滴酒不沾……

在生活交友的过程中，总是会遇到各种各样的困难，有人会向你伸出援助之手，也有人会向你泼来一盆冷水。所以，我们在遇到那些向我们伸出援助之手的人时，要懂得感恩，而在遇到那些向我们泼来一盆冷水的人时，我们就应该想一想，为什么别人会向我们泼来冷水。如果是别人错了，那么我们应该做的是，不去抱怨，而是寻求保护自己的方式；如果是自己错了，那么我们最应该做的就是改变自己，而不是抱怨别人不懂得宽容我们。

最后，请我们谨记卢梭的教诲，不要随便使用"抱怨这个武器"，因为这不但会伤到别人，更会伤到我们自己！

懂得善待别人的错误

　　我在卢森堡夫人圈中不仅朋友很少，而且在她家里还结了仇人。仇人虽只有一个，但以我今日之处境，这个仇人能以一当百。这件事情让我反思良久，善待别人的错误也是一种幸运，这即使不能够让我走出困境，也不会让我多一个仇人。

——卢梭

　　与朋友相处的过程中难免会发生一些磕磕碰碰，如果我们总是一味地记着别人的错误，心胸狭隘，久久不能释怀，甚至抱着"宁可我负天下人，也不可天下人负我"的态度，对于别人的错误斤斤计较，睚眦必报，那么，我们的心里肯定总是阴影多过阳光，我们的身边也是"仇人"多过朋友。

　　所以，我们应该听从卢梭的劝告，凡事不要总是钻牛角尖，要懂得善待别人的错误，因为总是抓住别人的错误不放，久而久之就会产生仇恨心理，由此将朋友变成"仇人"，最终让自己成为没有朋友的孤独者。

　　有个年轻人遭遇到了很多人的误解，因此逐渐变成了一个对别人任何的小错误都斤斤计较的人，总是仇恨别人不能理解自己，最终人际关系十分紧张，每天都因为没有朋友倾诉自己内心的苦衷而深感孤独无助。

有一年秋天，他一个人登山。登上山顶之后，尽管景色宜人，可是他却一点儿欣赏的心情都没有。因为他在登山之前，刚刚跟一位朋友发生了矛盾——对方不小心将一杯咖啡洒在了他的新西装上，他却一直怀疑对方就是故意让他出糗的，因为他正在追求办公室里新来的一位女同事。

看着满山的美景，想着这些年来自己的遭遇，内心的仇恨像开闸的洪水一样，他忍不住对着空旷的山谷大喊："我恨你们""我恨这个世界"……结果，他话音未落，山谷里就传来了同样的回音，"我恨你们""我恨这个世界"……他越听越不是滋味，于是又提高了嗓门接着喊，结果是他的声音越高，回音也越大，使得他更为恼怒。

就在他准备接着大骂之际，突然从身后传来了"我爱你们""我爱这个世界"的声音。他回过头一看，只见远处的一位姑娘正朝着他呐喊。

几分钟之后，那位姑娘就微笑着走到了他的面前，对他说道："如果这个世界是一堵墙的话，那么爱就是这个世界的回音壁。就像刚才我们的回音，你向着这个空旷的大山谷喊了什么，它就会向着你喊什么。我们生活在这个世界上，许许多多的烦恼都是因为自己对别人的斤斤计较而造成的，或者是对人怀恨在心所产生的。你热爱别人，别人也会热爱你，会给你爱的回应；你帮助别人，别人就会帮助你。世界是互动的，你给世界几分爱，世界就会回馈你几分爱。爱给人的收获远远大于恨所带来的暂时满足。所以，我们要懂得善待别人的错误，要学会去爱别人，如此才会爱自己。"

听了那位姑娘的话，他愉快地走下山去了。回去之后，他不再像之前一样喜欢钻牛角尖，更是懂得善待别人的错，与同事、朋友之间的误会也减少了许多，人际关系从此顺畅了起来——原来，拥有良好的人际关系就这么简单。

善待他人的错误，关键就是要学会换位思考。如果我们总是关注自己的利益，不能够站在别人的立场上看问题，那我们怎么会全面地看问题呢？别人又怎么看待我们呢？所以，我们要懂得善待别人的错误，更要懂得换位思考——多替别人想一想，常常会豁然开朗，柳暗花明；善待他人，尽量想一想别人的难处，就不至于因为别人的一点点错误而不停地"惩罚"自己！

大家都很孤独

和卢梭一起面对孤独

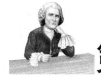

第三章
婚姻与爱情，让孤独远遁

在这难舍难分的时刻，我俩一起度过的那么多幸福、甜蜜、温馨的岁月，一起涌上了心头，使我在将近十七年中几乎没有一天不形影相随之后，更加痛切地感到第一次离别那撕心裂肺之痛。

——卢梭

岁月如四季，在喧嚣中静静地轮回。一生中难免有欢笑，有眼泪；有悲欢，有离合，而这些只不过是生命底色之上的一点花絮，而孤独才是生命的最原始底色。有什么才能减轻你人生中的孤独，当然是真挚的爱情。是谁在阡陌旁徘徊，是谁在窗前独自等待，是谁对你的冷热关心？寂寞谁同，孤独谁共？如果你有幸能够找到这样一个人，孤独还有什么可怕的呢？

不要活在痛苦的阴影里

我早已把我所有最缱绻的爱注入一个我称心如意的人身上了，而她对我也在投桃报李。我同她一起生活，无拘无束，而且可说是随心所欲。

——卢梭

卢梭说，把自己的爱灌注在一位称心如意的人身上，努力去经营感情，就能够摆脱孤独，摆脱寂寞，生活在幸福之中。可以说，这个道理我们普通人也懂：找到生命中那个最合适的人，人生就不会再孤独，因为在你累的时候有人扶着你，在你失落的时候有人安慰你，在你快乐的时候有人陪你一起欢度。

可是，在我们的现实生活中，很多人却总是做不到，因为他或她总是生活在痛苦的阴影里久久不能自拔，直到自己有一天突然明白自己在阴影中站得太久了时，才发现为时已晚，失去的那些时光，失去的那些人，早已无法挽回了。

事实上，我们之所以会一直活在痛苦的阴影里，很大的一个原因就是我们都曾爱过一个不该爱的人——亲爱的，你把你想象得再美好，可那些不该爱的人终究不是"你的菜"，就算拉布拉多犬都能进化成哲学家，他们也一样是你生命里的过客，不管你对他或她的爱有多么炽热，他们只是你生命中的那面黑暗的墙，你若是撞不倒这面墙，那么你一辈子都得生活在黑暗中，生活在他们给你的痛苦阴影里。

所以，你现在必须要记住的就是：离开那些不该爱的人，天空还是一片蔚蓝，云朵还是那么洁白，珍惜自己的眼泪，只为最疼爱自己的人而流，千万不要因为他们的离去而觉得自己失去了整个世界。

李晓雨曾说："我这辈子最后悔的事情就是爱过很多不该爱的人，我这辈子最得意的事情就是我老公一直很疼我，按照目前的迹象，我老公会一直疼我下去，直到我死或者他躺进棺材里。"

关于我的朋友李晓雨，每一次想起她或见到她，我的脑海里最先闪现出的一个词就是——奇葩。事实上，不光在我的眼睛里李晓雨是一个奇葩，我们很多朋友聊起李晓雨的时候都先想到奇葩这个词。

汶川"5·12"地震那一年，街头小太妹李晓雨正好在成都一家酒吧做调酒师。大地震发生的那一刻，李晓雨正在酒吧里听一个老男人对着自己指天发誓，说着山盟海誓的话。突然之间，一阵剧烈的眩晕感传来，紧接着就听见有人大喊地震了，还没有等李晓雨回过神来，那个老男人已经用堪比光速的速度逃离了酒吧。等李晓雨回过神来，她没有想到逃命，而是整个人都气炸了，那个看上去极度成熟、极度稳重、极度有绅士味儿的老男人，竟然就那样没有绅士风度地逃走了。为此，李晓雨在地震后的半年里，一看到那些成熟男就会低声骂人渣，并为那个弃她逃命的老男人起了一个还算绅士的外号，"劣质绅士"。

其实，在那个"劣质绅士"给了李晓雨刻骨铭心的痛苦记忆之前，还有很多的男人给过李晓雨同样沉重的记忆，比如说那个有着一副英俊面孔的星级酒店大厨，比如说那个浑身上下散发着一股子儒雅味道的时尚杂志主编，比如……然而，总之，在经历"劣质绅士"之前，李晓雨所经历的那些男人和劣质绅士一样，都是李晓雨心里恨得要死的人，即不该爱的人。

其实，那些男人，不光在李晓雨嘴里是不该爱的人，他们本身也是不折不扣的"人渣"。比如说那个英俊的星级酒店大厨，他不但和李晓雨好，还跟很多年轻貌美的女服务员有说不清道不明的关系；比如说那个儒雅的时尚杂志主编，他倒是没有那么多乱七八糟的男女关系，可是他却是一个有着严重暴力倾向的男人，李晓雨与她在一起一年半，中间住了四回院，几乎是刚出医院又进医院……令人想不通的是，李晓雨几乎每一次和那些不该爱的人分手后，都有很长一段时间生活在他们所给的痛苦阴影里。

可是，奇迹最终还是发生了，李晓雨在经历了劣质绅士"弃逃事件"的一年之后，却突然看开了，她突然在一天深夜里给我打电话，说她要放弃过去，重新生活，然后还没有等我回话她就挂断了电话。深夜接到女人的电话，语言还是如此地不同寻常，这让我媳妇儿罚我跪了大半夜的搓衣板。但这一次，我认为我跪得很值，因为李晓雨学会了不再为人渣而痛苦，后来她还遇到了几个人渣，不过她还是遇到了她现在的老公，那个可能会疼她疼到死的男人。

我跪搓衣板的那个夜晚，李晓雨还发来了一条短信：与其生活在人渣给你的痛苦阴影里，还不如不停地去遇见，总有一天会遇见那个踩着七彩祥云来娶我的人。

真不够哥们儿，那天凌晨的阳台上冷风飕飕地刮，只穿着背心短裤的我跪在搓衣板上，看着手机屏幕一边默默流泪一边笑。

高三毕业那年，我十七岁，考上了北京的一所名牌大学的同时，放弃了与我青梅竹马三年的高中初恋，因为她的学习成绩很一般，我觉得我未来将属于北京，我会有一个与普通人不一般的生活。

那一年，我确定我活得很像个"人渣"，不，那一年我就是个"人渣"。

那一年，我有一个美丽活泼的女朋友，我放弃了她，她的名字叫做李晓雨。

这是不知道曾经在哪里看到过的一个故事，故事中"我"曾干过一件人渣才会干的事情。故事中的"我"也非常幸运，因为"我"还有一个赎罪的机会。当然，故事中最幸运的人当属李晓雨。李晓雨能够从"人渣"给的痛苦阴影中走出来，并成为一个天底下最幸福的女人，是因为吃一堑长一智。

在我们的周围，放眼望去，有过类似李晓雨这样复杂经历的人却不少，他们吃了太多的堑却没有能够像李晓雨那样长"一智"。如果你也是这样的人，那么我会在同情你的同时大声地喊道：遇见了不该爱的人还一副痴心不改样子，你活该啊，你要再这么继续将自己的愚蠢赤裸裸地展现在每一个认识你的人面前，你的命运结局不是被"人渣"们坑死，就是被亲朋好友们的口水淹死或被四面八方飞来的臭鸡蛋给砸死。

所以，我们要坚定不移地抛弃那些不该爱的人，不要总是生活在痛苦的阴影里——爱情里有伤感，爱情里有遗憾，不是每一个人都会拥有王子和公主的童话爱情。即便是在童话里，也只是说王子和公主开始过上了幸福甜蜜的生活，并没有说王子和公主就此一直都幸福甜蜜。

经营爱情，享受爱情的甜蜜芬芳

我被在她身边生活的情趣所陶醉，满怀着永远生活在她身边的强烈欲望，不管她在与不在，我始终把她看作一位温柔的母亲、一个亲爱的姐姐、一个迷人的女友，而毫无其他。

——卢梭

如果不会经营爱情，那么人生必定是孤独的。纵观卢梭的一生，他遇到了很多的女人，却从未经营好过自己的爱情，所以他总是感到孤独。

因此，对于我们来说，就更应该吸取卢梭的教训，必须明白：爱情是每个人在人生中必修的一堂哲学课——任何一个刚刚品尝到爱情滋味的年轻人，如果不懂得经营爱情这门哲学，那么在爱情的激情退去之后，势必会让自己的爱情沉入谷底。

恋爱中的女儿问妈妈："妈妈，我应该怎样经营我的爱情?"妈妈用双手从地上捧起沙子，这时的沙子在手里是满满的，接着，妈妈握紧拳头，手里沙子马上从指缝间撒落下来。然后，妈妈松开双手，让女儿看着所剩无几的沙子，对她说："爱情就像我手里的沙子，当你想要紧紧抓住它时，它往往会想跑，反之，它却会让你满意和幸福。"

爱情也是有保质期的。在人们看来，经历了恋爱结婚生子，才能完成整个人生的过程。而经历了恋爱的浪漫期后，一切归于平静，重归平静的生活，想要仍然保持爱情的鲜度，那就需要我们用心地去经营，去理解彼此，就像流水一样，水每天都在不停地流动，偶尔会有狂风大浪，但是只要用心地经营，风浪过后依旧是平静。

经营爱情也是需要勇气的。作为年轻人来说，总是对爱情充满幻想和期待。而有所期待，也要有所行动，通过自己的努力浇灌，让爱情的土壤开花结果。爱情是两个人的事，爱情是平等的，没有谁高谁低，也谈不上谁对谁错，在爱情的旋涡里，能够认清爱情本质才能使两个人走到最后。

在恋爱的时候，两个人都要保持冷静和理智。因为这个世界上并不存在十全十美的人，不要对对方过于苛刻，也不要过于追求完美。如果过于追求完美，就很容易给对方造成很大的心理压力，让人对你望而却步。只有相互尊重，以宽容、谅解的心相处，才能真正体会到爱情的甜蜜和美好。另外，永远不要对幸福产生绝望，永远不要放弃对幸福的追求，只要我们的心中永远有一束阳光，那么未来的日子注定就不会艰苦。

我们在恋爱的时候，总是希望得到对方更多的爱，也总是把对方看作自己最重要的人，实际上这是一种不理智的想法。爱情并不是人生的全部，不能因为爱情而放弃身边的所有。爱情里的双方都是独立的，一旦爱情的高潮甜蜜过去，剩下的只有平静和平淡，恋爱过后，两个人更多的是一种亲人般的感情。所谓细水长流，也只有温和的感情才能更加历久弥坚。

没有爱，生命注定是一次孤独的旅行

这个特别的需要极其强烈，以致肉体上的如胶似漆还不够，我恨不得两颗心长在同一个肉体之中。非如此，我则总是感到空虚寂寥。

——卢梭

没有爱情的滋润，卢梭"总是感到空虚寂寥"。同样，我们与卢梭一样，都是有血有肉感情丰富的人，感受不到爱情的滋润，我们就会跟卢梭一样拥有一个"空虚寂寥"的人生。

从一出生，我们就开始了漫长的人生旅程。谁也不知道下一站等待着我们的是什么，会遇见什么人，经历什么事。我们每个人都默默地行走在旅程中，以倔强的姿态，迎接着朝阳雨露。在这个旅途中，我们会遇到形形色色的人，有些人会与我们擦肩而过，而有些人却能陪我们风雨兼程。如果你有幸遇到这样的人，一定要珍惜他。

席慕蓉说："在我们年轻的时候，如果爱上了一个人，请你，一定要温柔地对他。"的确如此，每个人的生命都是独立的个体，在茫茫人海，漫长旅途中，能让我们真正动心的人确实不多，而且，没有谁能确定爱情就能够天长地久，陪着你一直走下去。没有什么能够永远不变，也没有什么能真的生死相随。即使是天荒地老，海誓山盟的承诺，也会最终随着时间的流逝而慢慢遗忘。很多时候，你必须只身前行，一路经历风吹雨打，披星戴月，不断在人生的岔路口作出自己的选择，一路不断抚摸自己身上的伤口。在漫长的人生旅途中，没有了爱，旅行就是寂寞的。烦恼找不到合适的人倾诉，忧愁没有人分担，快乐也没有人同你分享，失败没有人安慰，成功也没有人为你欢呼，你就会掉进寂寞的旋涡，失去继续前行的动力。

因此，但你遇到爱人的时候，请一定要好好珍惜。即使最后两个人不再相爱了，也一定要以和平尊敬的方式结束彼此的关系，让这个经历成为值得我们珍惜和慰藉的记忆。然而，在现实生活中，很多恋人在分手时总是大动干戈，最后老死不相往来，其实，这就等于否定了两人之前的爱情，也终结了一份本来很美好的回忆，实在可惜。

如果注定要分手，还咬牙切齿地说一些狠话，未免轻贱了自己。在漫长的人生旅途中，不妨把对方看作你生命中的过客，两人成行纵然最好，但是一个人也有一个人的快乐。拥有的时候珍惜，失去的时候淡然放弃，是一种豁达的人生智慧。如果错把过客当作你生命的归属，认为只有这个人才是你生命的唯一，怎么能体会到生命的美好。爱是难以分出谁对谁错的，只有保持理智清醒，才能分清是非对错，才能把错误忘记。舍弃是一种可贵的精神，不懂得舍弃的人，就像一个只知道吸气不知道呼气的气球，迟早会让自己抑郁而亡。实际上，我们要珍惜每一次相遇，也要知道，并不是所有的情意，最终都能开花结果，也不是每一个聊得来的人都愿意与你同行。爱人让生命的旅行不寂寞，爱人可以离开你，但离不开的是曾经的爱和回忆。当你面对曾经的爱情，不妨豁达地说一声"一路珍重"，或许是让两人最舒服的方式。

我们要接受孤独的人生，即使受了爱情的伤，也要感谢这份爱让自己的人生旅途不再寂寞。伤口，正是爱过的印记，里面记载的东西是需要你用一生的时间来铭记的。能够相伴到老的爱情，最值得珍惜，而曾经爱过你的人，也一定是与你前生有缘，一定要善始善终。即使他今生有负于你，也许是因为你前生有负于他，前尘今生，何必计较呢。

生命不孤独，必须要选择对的人

　　尽管我挺明白有此性格的女人会有多么可怕，但我宁可因她的痛恨而遭殃，也不愿因她的友谊而罹难。不合适的爱人，终究不会陪你一直到老，而你也不会为她带来好运。最好的选择就是放弃，大家应该选择的，我想应该都是彼此之间最融洽的人。

——卢梭

　　世界上最远的距离不是你在天涯他在海角，更不是你在他面前他却看不到，而是你为他心动他却只为你感动。这种情况固然可悲，却不是最坏的情况。因为那些你心仪的人，也许走进你的心里还不够深。那些伤你最深的人都是站在你心底的人。

　　可是，那些站在你心底的人都是你自己选择的，真正伤害你的是那个负心人，也是你自己选择的。如果说这世界有什么东西在时间长河中不会老去的话，除了史书中的斑驳记录之外，剩下的就是对的选择——我们要想不孤独，就必须选择对的人；时光易逝，唯一不老的是对的选择，只要你做出了对的选择，那么不论爱情还是人生，都会有一个完满的结局。

　　一个阳光明媚的午后，古希腊圣贤苏格拉底带着学生们来到了果园里，此时正值金秋时节，每一棵果树上都挂满了散发着香甜味的果子。苏格拉底对学生们说："现在你们可以每人沿着一行果树走下去，从果园的这头走到果园的那头，在走的过程中你们每人可以摘一枚自认为是最大最好的果子，记住，只能摘一枚，也不许走回头路，我不允许你们做出第二次选择。"

苏格拉底讲完话之后，学生们就出发了，他们各自选择了一条自认为还不错的路走了下去。

大约过了半个小时，学生们都走到了果园的另一头，当他们聚在一起的时候却发现老师苏格拉底正在不远处看着他们。

"你们都摘到自己满意的果子了吗?"苏格拉底走过来问道。

此时，学生们脸上都露出了惭愧之色，因为他们每一个人的手中都空空如也。

"老师，能不能让我们再从新走一回，我们都发现了自己想要的，不过都没有来得及摘下来。"

"你们是时间不够充足吗? 不是你们来不及，而是你们总是觉得下次还会遇到更大更好的果子，等时间溜走，等路程走完，你们才发现自己手里什么东西都没有，哪怕是一颗很小的果子。人生何尝不是如此呢，只要是对的选择，就应该马上抓住，不要等着下一次，因为人生不能重来。"

这是一个在网上流传了很久的寓言小故事，至于是不是发生在古希腊先贤苏格拉底身上的事情并不重要，重要的是我们必须明白其中的道理：寻找爱的你千万不能像苏格拉底的那些学生那样，在遇到合适的恋爱对象还希望将来会遇到更好的，你要知道未来的事情谁也拿不准，只有抓住眼前的机遇才是对的选择。

在人生的大舞台上，我们总是能看到很多的人在错过了合适的人之后才后悔莫及，虽然他们最后也会牵手自己满意的对象，可是当初的那一份心动与诚挚的爱却未免还会再遇到。

说到底，很多人会错过了对的人，在对的时间、对的地点做出了错误的选择，很大一个原因就是缺少一种理性的判断。直白点说，这些人年纪可能已经不小了却还是小孩子心态，殊不知自己早已成为别人眼里的"老人"了。

所以，当爱情的脚步向你走进的时候，当那个合适的人为你捧上一束玫瑰花的时候，你就不要再想着看未来的风景了，赶紧伸出你的手捧起这有缘才能得的幸福吧——你若还想再等等看，那就想想你年老时还孤身一人的悲惨场景吧！

因此，我们应该明白生命中有许多你不想做却不能不做的事，这就是责任；生命中有许多你想做却不能做的事，这就是命运。同志们，我们在追寻爱情的道路上不能及时做出正确的选择，很大程度上是因为我们的心里只装着自己，都说现在的年轻人是自私的动物，这点其实在爱情上表现得尤为明显，如果我们能够为自己的家人想一想，我们是不是会及早为自己找一个停靠的港湾，而不是一直漂流着不肯靠岸？

如果是这样，那么我们在下一次遇见合适的人之时，不妨先靠岸看看，没准你停下来就会发现这边风景独好。

　　当然，你只是靠岸并不是永久停留，好就留下；不好，就再做下一次打算也还来得及。

居家型的女人不孤独

拉罗什把她带到大城堡中来，什么话也没告诉她，她还以为我早就远走高飞了。她一看见我，便尖叫一声，扑到我的怀里。啊，情谊，心心相印，朝夕相伴，相濡以沫！后来，我更喜欢她的是，是她那贤妻良母的样子，这样的女人是具有很大的普适性的，因为许许多多的男人都想娶到这样的女人。

——卢梭

卢梭说，那些贤妻良母型的女人，是具有很大的普适性的，大多数男人都喜欢这样的女人。的确，我们在现实生活中也会发现，这类女人通常都不会孤独，大多数都生活在孩子可爱、老公顾家的幸福生活中。

所以，女人，就应该经常反省，看看自己是不是应该向这方面改变改变了——走了这么多的路，遇到了那么多的人，你看过别人的风景，别人也曾把你当作风景。这么多年以来，你是不是直到夜深人静时才发现：结婚前，男人喜欢各式各样的女人；结婚时，绝大多数男人都会选择一个居家型的女人。

是的，正像你现在所感悟的那样，世界上绝大多数男人不管内心多么狂野，在决定走进婚姻的城堡，让一个女人成为这座城堡里的王后之时，他最看重的就是这个女人会不会持家，因为他们清楚地知道：一个女人就是家的基石，如果这块基石不稳，那么他再怎么努力也不会建造出多么雄伟豪华的大楼来。

所以，亲爱的，我们不管自己的相貌有多么美艳照人，也不管自己的学历有多高、背景有多好，在你选择要走进婚姻的殿堂之时，请一定要让自己身上再多一种属性：居家型女人。

"我是一名报社美编，喜欢旅行、拍照，更喜欢做美食。妈妈总是告诉我，快乐要与人分享，记忆特别深刻。安安从小就是在厨房长大的，那从小我就是一边教他们做菜，一边就修理他们，一边教他们做人的道理。当你拿着做好的美食和同事朋友们分享的时候，他们的笑容真的让我觉得暖暖的，感情也同时需要分享，给喜欢的人一点儿开心，自己也会收获更多的幸福。长得帅会说好听话的男生，就像糖果一样总有吃完的一天，我更喜欢脚踏实地的男生，爱干净，喜欢读书，有着自己的爱好，将来和他过着如同我父母一般简单平实的生活，我来了，你在哪？"

相信每一位在电视机前看《非诚勿扰》的观众在听到这段话的时候，都会因为画面中的那个女孩而心生温暖，也都会被这个居家型女孩的气质所打动——不漂亮也不妩媚，不口吐莲花也不夸夸其谈，就是那么真实又温暖，她就是来自台湾的女嘉宾郑人安。

可以说，在《非诚勿扰》的舞台上，既不缺少像邢星那样的白富美，也不缺少像聂倩那样的高贵女神，但是最缺少的却是像郑人安那样的居家型女人。也正是因为身上的那股子难得的居家气质，郑人安在台上获得了很多男嘉宾的青睐，相貌不甚出众的她也多次被选为心动女生。

令人惊奇的是，儒雅帅气的海归男毋点点所选的心动女生恰好就是郑人安——他为她心动，她为他留灯到最后。最后，这个温顺乖巧、感性爱哭的居家型女孩被毋点点牵走。这一幕，就连站在一边的孟爷爷也看呆了，不由地说道："他的心动女生正是郑人安，多么神奇的缘分，多么美好的爱情！作为主持人，我比男嘉宾都激动。"

居家型的郑人安是一个看上去平实温暖的女孩，她可能是现在很大一部分女孩儿所瞧不上的类型。在那些瞧不上郑人安的女孩眼里，这样的女孩无疑是过时的——现代社会已经发展到了今天这样一个物质充裕的时代里了，哪个女人还愿意在家做贤妻良母呢？男人与女人生来平等，凭什么女人就得待在家里照顾小孩儿伺候老人？外面的世界多精彩，为什么偏偏就是要女人待在家里呢？

其实，这样的想法也未尝不对。只不过，不管时代怎样变，不管外面的世界再怎么精彩，准备走进婚姻的女人的身上都要有结婚女人所特有的那股子味道，都要有家的味道。结婚后，你想要在工作中表现得更好，你想要让自己看到更广阔更精彩的天地，这些都没有问题，也都是你应该享受的权利。

可是，作为一个女人，当你在家的时候那就必须展现出居家型女人的那一面来，因为绝大多数男人和你结婚组建家庭并不仅仅是为了找一个一起玩的拍档或者创业伙伴，他们是想找一个妻子——早上起床后他为你打扫你为他烧饭，晚上回家后你做菜他洗碗，饭后手牵着手去散步，一起为父母养老送终，一起陪着孩子茁壮成长——他们想要的，和你结婚的目的，可能就是这么简单！

一个居家型的女人绝对是男人此生最好的生活伴侣，通常也是最容易得到幸福而不孤独的女人。她们的幸福并不是多么起眼，但是却令很多人羡慕不已，因为她们的幸福是那么的简单而又绵长。所以，做一个居家型的女人，也是女人摆脱孤独的最佳选择之一。

一棵开花的树，一本温暖的书

　　我可以很肯定地告诉自己，她那么优雅，就如同我生命中那一棵开花的树，那一本温暖的书，令我永世不能忘怀！

——卢梭

　　优雅的女人是一棵开花的树，更是一本温暖的书——她们既是赏心悦目的，同时也能够给男人带来足够的精神慰藉。所以，卢梭在面对自己心爱的女人时，才会发出这样的感慨，"她那么优雅，就如同我生命中那一棵开花的树，那一本温暖的书，令我永世不能忘怀！"所以，我们要想摆脱孤独，要想找到一个自己心爱的男人，那么我们就必须做一个优雅的女人。

　　事实上，一个优雅的女人，都是男人们最喜欢的女人，也只有她们才会是男人心中那棵永不凋零的花。然而，在当前这个生活节奏越来越快的时代里，越来越多的女人却为了工作而忘记了优雅，她们像男人一样连续通宵加班，为了追求出色的工作业绩而牺牲了生活规律，还不满三十岁就发现自己已经跟个"黄脸婆"一样了，蓦然回首间，才发现自己在成为一个优秀的职场人的同时，却失去了美丽的容颜与女人身上该有的那份优雅，厚厚的粉底再也遮不住自己脸上的疲惫与焦虑……

但是，在人生的舞台上，我们却会发现：那些光彩照人的女性中不但有着美丽的容貌与优雅的气质，而且还在职场上取得了傲人成就，她们的脸上洋溢着青春的笑容，有品位的衣着打扮衬托着她们的自信，得体大方的谈吐彰显出她们的智慧。

这样的女人不成为男人们最喜欢的女人，真可谓是天理不容。

"大众女神"，这是网友们送给美女甜点师张丹丹的外号。第一次登上《非诚勿扰》舞台的她，出场时只穿着一身简单的西式面点师服装，并没有引起太多的关注。

可是，渐渐地，观众们发现这个沈阳来的美女甜点师并不仅仅是长得漂亮，更为重要的是她有一种气场，一种令人赏心悦目的感觉——靓丽的相貌配上高贵典雅的气质，充分彰显出一个女人的优雅。所以，张丹丹一站上《非诚勿扰》的舞台，马上就吸引了众多男嘉宾的目光，很多男嘉宾一站上台就马上将她选为心动女生。

但是，很多将张丹丹选为心动女生的男嘉宾却没有成功牵走这位女神，不是他们的长相太差，也不是他们的经济能力太弱，而是因为他们都不"对味"。张丹丹说："以前，我就曾经因为一个男生独有的味道迷上了他。自从我来到《非诚勿扰》，有不少男生都为了我而来，我很开心、很感动。但生活是很微妙的，我没做出选择，是因为在等待，在等待那个对的味道。我说的味道不是简单的体味，而是一个人的品位、气质和气息。他的味道可以在无形中给我一种安全感、幸福感和一生的依靠。另外，我希望今后两个人能够生活在同一个城市，我不要异地恋，但需要彼此有各自独立的空间。我期待，他能够早日出现。"

一个优雅的女人，自然要找一个优雅的男人，而每一个优雅的女人也都是幸运的——她们肯定能够遇到一个非常优质的男人。不过，令人遗憾的是，"大众女神"张丹丹在《非诚勿扰》的舞台上遇到了很多优质的男人，但是却没有遇到那位令她心动的男人，后来因为生意上的一些事情需要处理而离开了《非诚勿扰》。

虽然，张丹丹没有在节目中成功牵手，但是她的优雅、她的"女神范儿"却在很长一段时间成为网络上关注的焦点，很多关注她的网友更是经常在贴吧里、论坛上留言——

张丹丹，你去哪儿了？

在现实生活中，做一个优雅的女人应该是一件最为幸福的事情，因为优雅是女人一生中获得的最高奖励。

优雅的女人应该是一个美丽的女人，这里的美丽并不是单纯地指拥有一张漂亮的脸蛋。对于一个女人来说，拥有纯净的心灵、高雅的气质、健康的身体与不俗的谈吐就是美丽的。试想一下，一个女人拥有天使的面孔和魔鬼的身材，但是在行为处事上却处处不懂得人之常情，心地险恶处处刁难他人，这样的女人能称为优雅吗？

　　所以，我们会发现，那些优雅的女人，都有着自己的处世原则：面对渐渐流逝的岁月，她们不害怕苍老，因为岁月的痕迹也为她们增添了愈发迷人的气质；面对生命中的沧桑和命运的艰辛，她们从来都不害怕失去，因为内心强大的她们总是能够笑对人生。

　　你，要想成为男人心中那一棵开花的树、那一本温暖的书，那你就必须有自己的处事原则——只有你恪守自己的生活信念，你才有资本成为一个优雅的女人——优雅的女人是一棵开花的树，是一本温暖的书。其实，优雅的女人更应该是一口深不可测的井，她们不会一目了然地展现在男人的面前，会令每一个站在她们面前的男人对她们展开丰富的想象——女人只有让男人一眼看不透时，你的优雅才会在他们的心里生根发芽，令他们对你一往情深，不论白天还是黑夜，你都是他们心中的女神。

多一份文艺范儿，就能少一份孤独

　　在花园散步时，我总是能够看到她的倩影，微风吹拂过树梢，我看见她的影子，阳光落在花瓣上，我看到她的脸庞。她已经完全占据了我的世界，让我独自走上任何一步都倍感孤独。我想我爱她，可她真正吸引我的应该是她的谈吐与品位。我走在花园里，一想到她，整个花园里都飘荡着书本的气息。

——卢梭

　　那些文艺范儿十足的女嘉宾一直都是不折不扣的抢手货，她们俘虏男人不单单靠自己美丽的外貌，更是凭借自己身上所独有的那股子文化气息轻易掳走男人的心——卢梭的心亦是这样被征服的。所以对现在的女孩子们来说，用一句流行点的话说就是：多一份文艺范儿，就能少一份孤独。

　　毫无疑问，文艺女青年一直是无数男人心目中的一座高塔，丰厚的知识底蕴为她们本就靓丽的容貌蒙上了一层轻柔的薄纱，那层薄纱下的文雅气息，就如同夏日傍晚的凉风，令男人们那颗躁动火热的心在一阵阵清凉中沉醉，甘愿为她们倾尽自己的爱。

　　正因如此，文艺女青年对于男人的杀伤力极大，不但一般的男人被她们迷得魂不守舍，就连徐志摩、朱自清等那样颇具才学的"极品男人"对其也是梦萦魂牵。徐志摩在《关于女子》一文写道："诗人就说白郎宁夫人、罗刹蒂小姐、梅奈儿夫人三个名字已经足够辉煌的，小说更不用说，英美的出版界已有女作家超过男作家的趋势，在品质方面也如数量，都是人类不可磨灭的记忆——女子的贡献也在日渐地继长增高。"朱自清则说，"我以为艺术的女人第一是有她的温柔的空气，使人如听着箫管的悠扬，如嗅着玫瑰花的芬芳，如躺在天鹅绒的厚毯上，她是如水的密，如烟的轻，笼罩着我们，我们怎能不欢喜赞叹呢？"

然而，令人深感遗憾的是，备受男人们欢迎的文艺女青年却往往有个悲惨的结局。"民国文艺范儿女神"张爱玲一辈子都活在花花大少胡兰成的阴影里；文艺女青年陆小曼与徐志摩的感情也是起伏不定；"七十年代台湾第一美女"、一身才情的胡因梦与大才子李敖的爱情也是以分手结束。所以，很多女人都希望自己成为一个文艺范儿十足的女人，但是她们处处小心，生怕自己一时不小心步入了张爱玲、陆小曼、胡因梦等"文艺女神"的后尘。

那么，姐妹们，我们该如何做，才能在成为一名文艺女青年的同时又有一个既不孤独而又幸福的结局呢？

文艺范儿并不代表不食人间烟火。一个穿着白色棉布裙的女孩在清晨的树林里读诗，这样的女孩儿看起来的确够文艺范儿。但是，你能说一个穿着白色棉布裙的女孩在清晨的厨房里煮着咖啡就不够文艺吗？姐妹们，我们可以做一个文艺女青年，但是我们不是不食人间烟火的文艺女青年，不食人间烟火的是嫦娥、是喝蜂蜜长大终日生活在活死人墓里的小龙女，而不是你！记住，倘若你不食人间烟火，那么你将不会品尝到人世间的幸福，因为你注定与世俗的幸福格格不入。

你可以情感丰富但不能沉浸在忧愁之中。有时候，幸福需要一根大条的神经，你若是终日看落花就流泪、看流水就伤情，那么你觉得你能幸福吗？所以，姐妹们，你要做一个多愁善感的文艺女青年可以，但是你不能太多愁——愁太多了，脸上的皱纹多了，头发掉光了，你还怎么文艺呢？

当然，我们要想做一个既不孤独又很幸福的文艺女青年，也不能在生活中处处都文艺——该文艺的时候文艺，不该文艺的时候就像一个普通人一样去面对生活，这样的你不但显得文艺范儿十足，也会成为别人眼里最会生活的人。更为重要的是，这样的你不再是高高在上只可远观不可近看的那种"文艺女神"，而是很容易就能遇见那个珍爱你一生的男人，让自己一辈子都有人疼，有人呵护。

不要等到失去了才追悔莫及

　　她曾经对我是那样地好，可是我却辜负了她。现在我很想对她好，可是上帝却不会再给我机会了。人生就是这样令人遗憾，你想努力追回的东西，往往都是最令自己悲伤的。

——卢梭

　　他们一直没有相爱，他却在她的心里沉默了一辈子。

　　他与她的相识纯粹是偶然，而不是缘分，或者说是缘分，而不是偶然。

　　他从法国回来的第二天就去敦煌路找雅，房子依旧，门前的梧桐树依旧那么绿，而雅却不在了。他按了门铃后看到的却是她那冷漠的脸。雅在家吗，他问。她使劲地看着他，没有回答。相遇也许是冥冥中注定的。他莫名地推开门走了进去，而她一直站在门口，仿佛一片孤零零的落叶跌落在门口。

　　他用主人的口吻问她为什么不进来，她还是傻傻地看着他不回答。于是他走到她的面前问雅去了哪里，因为屋子里的东西从来都没有变过，他托朋友从东京带给雅的风铃还在窗前的微风中轻轻地晃。她看着他的眼睛冷冷地吐出三个字——雅死了。

他心里蓦地一痛却又很快归于平静。也许真正的爱情是超越生死的。爱一个人只要爱着她就是幸福的，牵不牵手那是上帝说了算的。他要她带他去雅的坟墓，他要在雅的坟墓前放一束清纯的百合花。他要离去的雅知道他回来了。知道他还记着她，他还是那个从不失言的男子。

他并不悲伤，仿佛这一切是自然的，是他早就知道的。

他唯一遗憾的就是自己终于获得了法兰西的医学博士却失去了为雅治病的机会。她这回说话了。可以，我回去换件衣服。她说完走进了雅的房间。他想阻止她却没好意思，毕竟等待女人换衣服的时间是漫长而枯燥的。他为自己冲了一杯咖啡放在茶几上，屋子里什么都没变，咖啡罐放在书橱的玻璃后边，干净得像镀了层月光的杯子在茶几上面。唯一变了的只有屋子的女主人。

屋子在熟悉里蒙着层淡淡的忧伤。他喝着旧日的咖啡却无论如何都尝不出旧日里的甜蜜。

遥望梦里的爱情是寂寞的，寂寞的爱情是让人伤感的。

大概五分钟后她从门里走出来，一袭临水照花的墨绿色旗袍，白色的鹿皮皮鞋。她走过来拉起他的手走出门去。她的手冰冷得可怕，他的脑海里迅速闪过教授让他解剖尸体的感觉。

路边的法国梧桐树下睡着将草帽遮在脸上的人力车夫。他叫过两辆人力车，她告诉车夫去法华寺。

她看着他坐在雅的牌位下读《圣经》，心里莫名地忧伤。他的侧脸很英俊，像去年中秋节时走过她的窗前的那个日本少佐的侧脸，荡漾着一层樱花的哀愁。她从心底里恨日本兵，恨他们的残忍，恨他们的无耻。可是她真的忘不了那个日本少佐的脸，那张荡漾着淡淡的樱花的哀愁的脸。

寺院的住持给他们端上茶来，告诉他《圣经》是教堂里的经，菩萨听不懂，然后从袖子里摸出一本旧黄册子放在他的面前。

黄昏的时候他们回到雅的房子门口，他掏出钱给车夫时她阻止了他。她说天黑还要去淮海路唱歌。她说完就走进去了。完全没顾及门口的他。他走进去冲了杯咖啡，靠在雅的画像上等她。

她身穿一件桃红色的旗袍，衩开的很高。除了口红，脸上没有任何化妆品。雅是我的金兰姐姐，你叫斌，雅的旧情人。她说。他莫名地伸出手摸着她干燥的头发，心狠狠地疼。不要去，你会和雅得同样的病，一样地死去，他说。

她推开他的手走出去坐在车上静静地离去。

他看见她从舞台上走下来坐在一位老绅士面前。老头儿的手搭在她的背上眼睛里色迷迷的。她像一只温顺的猫在他的抚摩下呢喃。他不知道她是不是故意做给他看的。他想起第一次看见雅的时候雅正坐在一位军官的腿上放肆地笑，他看见自己的眼泪在咖啡里扩散开来，心里空荡荡的。他将钱压在咖啡杯下走了。

翌日，他去看她。他推开房门看见她和衣睡在床上，凌乱的发丝里露出眯着的眼睛。房子里有一股子浓烈的酒味。他坐在床前静静地看着她。

他在床边静静地看着她，三个多小时后她终于醒来。他扶着头痛得要死的她去洗脸，然后把她按在梳妆台前为她梳头。他看见镜子里的她一脸的疲倦。其实，无论是第一次还是最后一次为雅梳头，镜子里的脸永远是晴朗的。他握着她干燥的头发心里一片空白，仿佛一个人站在白雪覆盖的旷野里。

他天天去看她跳舞唱歌，看她和别的男人调笑，然后默默地离开。

他天天去为她洗脸梳头，然后看她沉沉地睡去。

他一边为她梳头，一边望着镜子里的那张非常疲倦的脸。她的头发还是那么干燥，可是今天他的手不停地颤抖，四年来这是第一次。他觉得自己的手比为雅梳最后一次头还颤抖得厉害。她问他的手为什么这么颤抖，是不是为这四年来没有回报的付出后悔委屈。不，是我要走了。他停下来望着镜中的脸说。什么时候，明天吗？她问。是的，他说。

他站在甲板上看着站在码头上的她。她像他十三岁时在外婆家的墙角看到的那朵美丽的野菊花，带着孤独的颓废的美。他合起双手为她祈祷，祈祷她能找到一位彼此深爱着的人平淡幸福地过一辈子。

船开动了，她看见他的身影愈来愈小终于成为一个小黑点，她突然瘫坐在码头上，仿佛一下子苍老了二十岁。

后来，有好多的男人承诺愿意像他那样照顾她一辈子。可是，他们在拥有了她的全部之后都违背了当初的承诺。

　　她总是在黄昏的时候去码头，手里捧着一大把百合花，将花瓣一片片地撒在水里。她不停地对着海那边呢喃。她现在什么都不想，只想着他能不能再见到这些花瓣，见到这些花瓣时会不会想起她。也许这些花瓣根本漂流不了那么远，可是她仍然希望。

　　她在死的时候，告诉养女把她的尸首扔进海里喂鱼。养女哭着问她这是为什么。她说他在某一天吃鱼的时候会把她吃进去，她永远地属于他。

　　她永远地属于他，他也许不知道。

　　可这是事实，是她心中的爱情。

　　这是一位好友在上初中的时候写的一篇小文，那时候她不但正处于对安妮宝贝的狂热迷恋期，还处于看见落花就伤怀、看见残阳就流泪的青春期。不过，她的这篇文章把当时没有多少文学欣赏水平的我感动得一塌糊涂，以至于现在偶尔还会想起这篇文章，因为文章中的"她"给我的感动持续了很多年。但是，现在再回过头去看，会发现文中的那个"她"真的是挺傻的。套用周星星同学的一句经典台词来说就是，"曾经有一份珍贵的感情放在我的面前，但我却没有珍惜，直到失去了才后悔莫及"。

　　一份感情，就摆在你的面前，可是你却眼睁睁地看着它溜走，这的确是一件很令人遗憾的事情。但是，如果你真的有过这样一段经历，并且现在还沉浸在深深的遗憾与孤独当中，那么你现在的做法更令人感到遗憾。因为，你现在所失去的时光以及身边所走过的人，都可能成为你日后同样为之遗憾的对象，一切的一切，正如卢梭所说的那样，"人生就是这样令人遗憾，你想努力追回的东西，往往都是最令自己悲伤的"。

如果是这样，那么你应该明白的是：遗憾也罢，伤痛也罢，既然错过已经成为无法更改的错误，那你何必还要继续用曾经的错误惩罚现在的自己呢？所以，你这个时候最应该做的就是果断地做出改变，如此你才能够成功掌控你接下来的人生——受了伤之后，只要我们还有一个好的心态，那么我们一定能够走出人生的"雾霾天"，不继续在孤独中沉沦。

爱情不是一杯落满孤独的咖啡

那就忘记她们吧，她们都曾是我生命里最动人的歌声、最芬芳的花朵，可是现在她们却让我身处孤独而不想继续前行。既然如此，那就走出孤独，相信下个礼拜一切都会顺心。

——卢梭

这是一个非常简单的故事，简单到叙述起来没有一点儿滋味。但是，这却是一个感人至深的故事，每一次讲起，每一位听故事的人，他们的心弦都会产生轻轻的震颤。

她和他的爱情诞生在云南，一个四季如春的地方。

她叫艾琳，一个优雅的双鱼座女子，大学毕业后孤身来到了云南丽江，在母亲的资助下租了一间原木搭建的小房子，开了一间小小的咖啡屋。她唯一的梦想就是在这里安安静静地生活下去，白发苍苍的时候也能够穿着碎花棉布裙，踩着一双简单的帆布鞋，坐在小咖啡馆里的吧台前，听着那些一边喝咖啡一边品味时光的人诉说自己的故事。

他叫骨头，瘦得像是一根没有一丁点儿肉的排骨，是一个孤独的流浪者，背着一把破吉他，从北京唱到西藏，从西藏唱到丽江。他的人生很清贫，但是却也比任何人都富有，他没有钱也没有头衔，甚至从来都不确定自己明天还有没有钱吃饭，但是他却有着无数的故事。

一个喜欢听故事的人遇到了一个有故事的人，这自然是一件很幸福的事情。那天，阳光明媚，空气中弥漫着淡淡的清香，她端着一杯咖啡打开窗子，看见他坐在路对面的一棵树下，欢快地拨着吉他，嘴里唱着方大同的《黑白》。看见他的第一眼起，她就觉得很舒心，突然有一种释放一空的感觉，她觉得他唱的《黑白》是那么干净，那么快乐。

他的歌声里有她想听的故事——他们就这样邂逅，他们的爱情就这样在阳光下盛开。

其实，早在他们相爱之前，他和她都是为爱伤透心的人。艾琳在大学里遇见了一位一见倾心的师哥，两个人一起看电影，一起翘课去打台球，一起在寒暑假去旅行，可在她毕业的时候，他却牵着另外一个城市的女孩来向她告别。骨头在中学时就跟着母亲去印度生活，长大后去西班牙的一家音乐学校主修吉他，后来成为一个乐队的吉他手，每天晚上在马德里的一家大型夜店演出，收入很丰厚，26 岁的时候与一个女人闪婚，一起幸福地生活了四年多，并有了孩子，可是那个孩子却与骨头没有任何血缘关系。

当不幸与伤害迎面扑来的时候，他们都选择了逃避，选择用回忆旧时光里的那些甜蜜来抵挡疼痛。艾琳希望在云南的山清水秀中，在咖啡的浓郁香味中，回味着伤痛，回味着过去，回味着曾经的甜蜜，直到此生完结。骨头觉得自己就像一根被遗弃的骨头，他希望一直走，一直用快乐唱着悲伤的歌谣，只要回忆不老，往昔的幸福就能一直萦绕在他的周围。对于他们的选择，用艾琳的话说就是，"我们一直以为爱情是一杯落满孤独的咖啡，走进去就出不来了，一辈子只能沉浸在旧时光的折磨中，旧时光中的甜就是一种毒药，让你忘了今生今世，忘了明天太阳会照常升起。真的，直到遇到骨头，我才发现爱情并不是一杯落满孤独的咖啡。爱情是什么？是我每一次新沏出来的咖啡，就这么简单。窗外的旧时光可能会洒进杯子中来，它依然与过去无关，过去只是一层光幕，穿过这层光幕，就能遇见你早该遇见而没有遇见的人，碰见你早该拥有而迟迟没有拥有的爱情。"

2013年的七夕节，艾琳和骨头结婚了，他们的微博上每天都写满了幸福与甜蜜：他们在山城重庆的街头吃小面；他们前一分钟因为早上开店门太晚而相互怒视，后一分钟又相视而笑；他们骑着情侣单车去做婚检，他穿着白T恤斑马裤，她戴着一顶青苹果颜色的帽子穿着粉红色及膝长裙，一路走，一路都引人注目……

艾琳和骨头的故事听起来就像是现实版的童话故事，真实却又那么遥远。可最令人羡慕的却是：他们两人不仅仅上演了一出现实版的童话故事，而且他们的生活远比童话更丰富多彩。

看完了艾琳和骨头的故事，你是不是也会想到，其实，在人生的舞台上，那些长时间站在孤独的角落里哭泣的人，哪个没有经历过爱情，哪个没有经历过刻骨铭心的痛，如果总是沉浸在过去，那未来该怎么办？所以，我们必须像卢梭一样去做，"既然如此，那就走出孤独"，因为"下个礼拜一切都会顺心"。

正因如此，对于受过伤的我们来说，现在最应该做的事情就是倒掉你手中咖啡杯里的孤独，不要再为那片逝去的灰色光阴而难过，重新沏一杯咖啡，推开你的窗子，打开你的心门，你就会迎来新的爱情，迎来新的生活——对于那些无疾而终或者曾让你哭天抹泪却依然淡出你生命的爱情，你就不要再紧握着不放了。亲爱的，你一定要知道，你手里抓住的其实只是一截锁住你的镣铐，那只你以为会与你紧握一辈子的手，其实早已挣脱，消失得无影无踪——对于那些注定要成为消失记忆的篇章，你就应该早日为其画上句号，再多的挣扎，再多的执着，换回来的可能只是一个潦草的结局。

内心宁静的女人不孤独

　　泰蕾兹最令我着迷的地方是她宁静的内心世界，不管我有时候是多么地暴躁，她都是那样平静地看着我，好像这个世界一直都不曾发生过什么一样。

——卢梭

　　很多女人之所以找不到一个合适的对象，总是生活在孤独中，很多时候就是因为她们的内心不够宁静。试想一下，如果她们真的能像卢梭笔下的泰蕾兹一样，那她们还会找不到一份炽热的爱情吗？

　　桃花开了春天就来了，梅花开了冬天就到了，你心中沉睡了好多年的那颗白莲花终于为一个人盛开了，可是幸福的爱情却没有如约而至——爱情从来没有时节，它的到来与风无关，与雨无关，只与缘分有关——缘分总是那么仓促，往往是我们还没有来得及看见它的整个模样，它的背影已经成为一道模糊的风景。

　　而当爱情渐渐远去的时候，很多的女人开始变得暴躁、焦虑，甚至不能控制自己，整日生活在痛苦或者仇恨当中。她们希望有男人来爱护自己，但是又害怕接着受到男人的伤害，往前走害怕触礁，往后走又是那么不甘心，于是只能在原地徘徊。

　　亲爱的，你再这样徘徊下去的结果就是自己一岁一岁老去但依旧孤独，总觉得自己一事无成，只能是让自己越来越失败。那么此时，你是不是应该想想，你现在处于这样一种不利的状态，真的是因为自己从感情生活的阴影里走不出来吗？

　　其实，并不是你从感情生活的阴影里走不出来，而是你没有一颗足够的安静的心——世界如此地喧嚣，身边本来就有许多让你感到挫折的东西，你身边的很多人都过得比你好，曾经放弃你的那个他也可能过得比你好，似乎你生活中的幸福指数一直远远低于别人，这令你心烦意乱，总是拿那段失败的感情当作自己不够振作不够强大的挡箭牌，你痛苦的最大源头就是别人有的你却没有。

　　在现实生活中，我们总是能够听见一些人抱怨自己的生活没有别人好，自己总是遇到一些对自己不够好的人，可是他们从来不说自己得到过什么，自己是不是也对别人不够好，每每看到这一幕的时候，我们是不是也会在像他们一样抱怨呢？姐妹们，你们还是趁早停止抱怨吧，其实生活远远不是我们所想象的那样，你不能只看到自己没有什么，而是应该换个角度重新审视自己审视生活，看看自己已经有了什么，如此你才会静下心来，直至遇见那个幸福的自己。

　　姐妹们，你们一定要知道：静心是世界上最好的化妆师，她能够装扮出世界上受男人欢迎的漂亮女人——每一个静心的女人都是聪明的女人，她们性格沉静，举止优雅，一举一动中都透出一股子静谧祥和的气质，是无数男人心目中的女神，也是上帝最愿意赐给她们幸福的女人。

对于一个女人来说，一旦拥有了静心的力量，就能够保证自己的青春不会飞快地流逝，因为平心静气的女人在生活中总是从容的，不管爱情的旅途上布满了多少的荆棘，也不管人生的道路上布满着多少的阻碍，她们都能够按照自己的内心去爱、去生活，始终保持着她们所独有的那份单纯与简朴，静下心来去面对尘世的喧嚣。

所以说，你要想做一个幸福的女人，那就必须拥有一颗安静的心——世界如此喧嚣，你的内心必须宁静——静心的女人最美丽，她们那沉静的气质与静谧而又清澈的心灵，总会让她们的脸上绽放出迷人的光彩；如果我们想要在这喧嚣的世界里拥有一份平静而幸福的爱情，那么就让我们放弃浮躁与焦虑，从做一个静心的女人开始吧。

如果不能忍，那就残忍

我不能说服我自己去为她牺牲，那么好了，就让爱情牺牲吧！

——卢梭

当飞蛾爱上火的那一刻，悲剧就已经注定——你之所以孤独，是因为你放不下，舍弃不了。所以，你应该像卢梭一样，"我不能说服我自己去为她牺牲，那么好了，就让爱情牺牲吧！"

你是否也曾爱过一个不该爱的人呢？他如同那团对飞蛾有着致命吸引力的火一般，明亮温暖，让你看到了幸福的希望，但同时却也如同那团滚烫的火焰一般，随时可能将接近他的飞蛾烧得灰飞烟灭。

爱是一种很玄妙的东西，它总是毫无征兆便可能到来，你不知何时会爱上一个人，更不知那个人会不会就是你生命中一直在寻找的另一半。在寻找幸福的旅途中，你总会遇到一个个注定错过的人，或许是在错的时间遇上了他，也或许是在对的时间遇上了错误的他，当你陷入其中苦苦挣扎，痛苦不已的时候，你会选择哪一种方式来为这段苦恋画上句号呢？

我们总能看到这样的新闻：陷入苦恋的男女在得不到对方回应，或因单方面的抛弃而轻生。爱情是美丽的，错误的爱情却是残酷的，当你如同飞蛾一般，不顾一切地爱上一团火的时候，你就注定了走向毁灭，走向悲剧的结局。

忍字头上一把刀，不能忍，那么就残忍吧。

两个人在一起，总会有许许多多需要磨合的地方，免不了争吵，免不了伤痛。爱情中的忍让是一种宽容，为了两个人能够更好地在一起，为了两个人能够拥有彼此的未来，忍有时是成全一段爱情的必需条件，给予彼此宽容、忍让，才能让爱情在阳光下拥有更大的生长空间，最终开出美丽的花朵，结出幸福的果实。

很多时候，并不是一味的忍让就能够挽救悲剧的爱情。就好像飞蛾扑火一般，明明知道结局是伤痛，又何必非要不计后果地扑上去，让彼此在纠缠之中痛不欲生。爱是挽留，更是放手，在适当的时候，残忍地切断一切，残忍地画上句号，放爱一条生路，同时也是放自己和对方一条生路。

错误的时候，我们或许总会遇到那个以为是对的人，不可控制的感情如同洪水一般淹没了理智，直至决堤的那一刻才悔不当初。其实，若是在错误的时候，又怎么会遇到对的人呢，时间已经错了，便不再可能有什么是对的。即便爱上了，即便舍不得，也只能叹一句："还君明珠双泪垂，恨不相逢未嫁时。"

对的时候，我们也难免会遇到错误的人，或许深爱彼此，但却永远无法找到一个完美的契合点，无论是价值观还是世界观，都朝着完全相反的方向而去，于是，在美丽的爱情故事里，充斥着永远无法结束的争执与互相伤害。此时，与其苦苦死咬着对方，何不学着松开手，给彼此一片自由的天地，去追寻适合的，真正属于自己的爱情呢。苦痛地相濡以沫，不如快乐地相忘于江湖。

人的一生会爱上很多人，当你遇到他的时候，你以为全世界只有他是特别的，只有他是你今生的归属。当他离开你的时候，你以为生活的高楼就此塌陷，你以为爱情的天空只剩下灰色。但事实上，天空依旧是蓝色的，地球依旧在孜孜不倦地转动，而你的人生也依旧在时间的鞭策下一步步向前，你始终会遇到另一个他，另一个让你惊觉，原来爱情在这里的他。回望你的情感历程，是否每一段都如同一个循环，从甜蜜到痛苦，到下一场美丽的遇见。

真爱并非人生中唯一的一段爱情，真爱是在历经铅华之后真正握在手中的幸福。挥别错的，才能和对的相逢。爱对了人，每一天都会如同过情人节一般，幸福甜蜜。

人生是短暂的，幸福是偶然的，在遇见幸福之前，我们难免会被各种各样的错误所迷惑，深陷不幸之中而不自觉，唯有残忍地为这些不幸画上句号，我们才能拨开云雾，看到幸福的真正所在地。真爱有时就藏在转角处，你找不到它，或许只是因为你一直停留在脚下的路上，不敢向前走几步，当你终于能够摆脱一切，大步向前的时候，你会突然发现，原来所追寻的一切就在不远的地方。

当爱情陷入无法走出的迷局，学会挽留，更要学会放手。残忍有时正是为了让爱情不再残忍，更是为了自己不再孤独——最完美的幸福并不是遇到最爱的人，而是遇到那个不让你孤独的人。

爱情有时就像蝴蝶一样，它能飞过千山万水，却也有无法飞越的沧海，若是勉强，最终也只能含恨没入沧海，不复存在。在爱情的道路上，是可忍，孰不可忍，不可忍便要学会残忍，对自己残忍，对爱情残忍，长痛不如短痛，才能让彼此找到真正幸福的天空，才能让彼此都不在伤痛的阴影里继续孤独哭泣下去。

若不想孤独，就别做精神的奴隶

男人生活在现实的世界里，女人则没有这么好的运气。很多时候，女人都是精神的奴隶，而且是很执着的选择!

——卢梭

"男人是现实的奴隶，女人是精神的奴隶。"这句话乍一看好像很不通顺，但是细细一琢磨还是有那么股子味道。

在对待爱情这件事上，男人总是显得比女人游刃有余，除了他们在生理条件上和社会条件上占有一定的优势之外，一个非常主要的问题就是女人都喜欢沉迷于"爱情狂想曲"中。

恋爱伊始，男人就开始想象什么时候能和女人有极为深入的交流，这种深入交流并不仅限于吃饭、牵手、看电影那么简单。有句话说得好，男人都是下半身动物，很多时候他们所想象的深入交流自然是指与下半身有关的活动。

然而，大部分女人的想法却恰恰相反，她们认为如果开始和一个男人交往，那么他就应该理所当然地关怀她一辈子，他应该没有任何借口地陪她看一辈子电影，他应该总是一副享受的模样与她牵手一辈子。

105

快醒醒吧，傻女人们，如果再继续沉迷于这样的"爱情狂想曲"中，那么你不但要做一辈子的精神奴隶，还会一辈子成为男人的奴隶，孤独地忍受着这一切——世界上总有很多不道德的男人，他们正是利用女人的这一特点，在女人们的脖子上套上一条精神枷锁，一辈子把你禁锢在他的手里，而他，却可能是"人生处处好风流，彩旗四面飘不停。"

艾美是一个从来不把赌注押在男人身上的女人，在她生活的字典里除了男人还有孩子、咖啡、时尚杂志、音乐会门票，以及事业和环球旅行。

2011 年春天的时候，三十七岁的艾美和自己的"十年婚姻"说了再见。离婚是艾美提出来的，理由也非常简单，她无法忍受老公和年轻貌美的女秘书同居的事实。

离婚的时候，艾美没要丈夫一分钱，当初两个人一起在北京奋斗的第一栋房子也给了老公，她唯一带走的"共同财产"就是孩子。离婚后，周围的朋友都以为艾美会痛苦一段时间，可是她的生活却比之前更多姿多彩。

她每天把自己和孩子租住的公寓收拾得一尘不染，阳台上摆满了鲜花绿草，客厅里养着一大缸金鱼，茶几上摆着几种不同质地的杯子，分别用来喝不同的茶和咖啡。

她每天都严格控制自己的体重，不管是在公司里还是家里，她从来不吃当日"饮食计划单"上没有罗列出来的食物，裙子、西装、牛仔裤，不管是穿什么衣服都平平整整，看上去就像刚从洗衣店熨烫好的一样。

她每天都坚持用法语说话，朋友们问她为什么每天都还在坚持时她说："我大学里就学的法语专业，你去过卢浮宫吗？你想站在塞纳河畔看夕阳落下吗？我想。"

关于艾美离婚后的表现，亲戚朋友们都觉得她是不甘心，毕竟她曾那么爱她的老公，现在她努力让自己活得这么精彩，目的就是要让丈夫后悔，后悔失去了她这样一个好老婆。所以，亲戚朋友和她在一起聊天的时候，都很少谈起她和她老公的事情，不予置评，唯恐看起来时刻神经紧绷的她会突然断裂。然而，艾美却并没有"时刻神经紧绷"，她这样生活就是为了生活，与老公无关，与嫉妒心无关，她只是活给她自己，活给她深爱的孩子。

两年之后，同样也是在春天里，艾美又传来了婚讯：她和一个小她5岁的法国留学生结婚了。她的小丈夫叫萨卡多，一个家里有个葡萄酒酒庄，每次看到艾美时眼睛里都闪着爱的光泽的高鼻梁帅哥。对于艾美的孩子，萨卡多更是十分喜欢，遇到朋友时都会说："她们两个都是上帝送给我最珍贵的礼物"。

现在，大家终于明白了：原来上苍对艾美如此不薄，原来一个女人只要不把自己的一生像赌注一般押在一个男人身上，她一定不会过得太凄惨，一定会有一个幸福的人生。

艾美的故事，也许是世界上最幸福女人的故事。

在现实生活中，我们经常能够看到很多"艾美"，她们明白一个女人活着的目的不仅仅是为了心爱的男人，更要为自己活，如果让自己的生活失去了精彩，那么和生活在中世纪的奴隶又有什么区别？

所以，女人们，如果你还傻傻地把男人当作这辈子唯一依靠的话，你是不是应该想想你的脑袋是不是已经被驴踢了，而且还是一下子被踢成一锅糨糊的那种。青春易逝，爱情难寻，但绝不代表你找到男人以后就该把他当成上帝、当成全世界。现在，你最应该干的一件事情就是把之前的错误思维、错误想法都统统从你的大脑里清理出去，要是把那些"垃圾思想"都能格式化一下，你就赶紧按下确定键吧！

女人们，你们要珍惜青春，要珍惜来之不易的爱情，但是更应该珍惜自己的精彩生活，切记：因为男人而不再让生活继续精彩的女人，她们的青春年华就全当喂狗了！那些让你的生活不再丰富多彩的男人，赶紧放手离开吧，这种男人堪称女人灵魂的"丧门星"，永远不值得你去爱，不值得你去浪费青春年华！

青春易逝，不要再为不值得的爱而忍受孤独了——你，不是精神的奴隶！

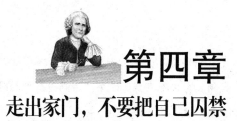

第四章
走出家门，不要把自己囚禁

我是如此喜欢郊游，漫不经心地在林中和田野里漫步，机械地这儿摘朵花，那儿折一个枝，随意地拿点什么草叶就放在嘴里咀嚼，凡此种种，足可以让我度过千万年而不致有片刻的烦闷。

——卢梭

忙碌了一周，周末是该轻松轻松了。但紧张的节奏骤然被打乱，当你一个人独自在家的时候，或许会让你比上班时感觉更累，心情更忧郁，更孤独。如果窗外下着绵绵细雨，你独自坐在窗前，静静聆听窗外的雨声，这种孤独感会更加强烈。有人说，孤独是一粒种子，是一粒在一个人的时候，喜欢独自生根发芽的种子。所以，当你孤独的时候，就走出去吧，不要把自己囚禁在家里，不要给这粒种子发芽成长的机会！

忙碌，让你来不及孤独

妈妈总是在计划着、忙碌着，不怎么让我俩得着空闲，而且我俩各自又都有自己的事，占满了我们的时间。据我看，无所事事同孤独寂寞一样，都是灾难性的。

——卢梭

有一个艺人，年轻时讲相声很有名，上过央视，上过卫视，上过大型综艺节目，日进斗金，风光一时。然而，岁月无情，新一代艺人涌现出来，老一代艺人逐渐失去了市场。这时，不仅央视、卫视上不去了，就连小地方的电视台也不太愿意请他了。

但艺人依然没有就此沉寂下去，他依然到处参加活动，当然很多活动都不太上"档次"，例如酒店开业、结婚庆典等。

相声属于逗大家取乐的一种艺术形式，所以在民间一些场合表演的一些相声，如果要想逗乐大家，就需要加入一些通俗的笑料；再加上台下的人，在酒酣耳热之际，会肆无忌惮地起哄。这会让人感觉，那些表演相声的艺人有低人一等的感觉。

尤其是这位艺人曾经风光一时，现如今已经白发苍苍，却要在台上，面红耳赤、绞尽脑汁地想逗大家一乐，却常常被很多无知的后生在台下起哄。

有一次，这位艺人又去参加一次婚庆典礼，碰巧女方的长辈就是艺人的同门师弟。表演结束之后，这位同门师弟委婉地对艺人说："老兄啊，早些年你风光的时候，没少挣钱啊。现在都这把年纪了，不在家享清福，何必为了挣这点小钱而这样拼呢？"

艺人坦然一笑说："我现在子女都成家立业了，就剩下我和老伴儿两人，就算手里一点积蓄也没有，光靠退休金也足够我们两口子吃的了。我之所以选择还出来表演，就是因为一个人在家闲得难受啊！早几年和我一起退休的老杨，退休之后，整天在家坐着。我当时就说，老杨这样天天在家待着，准活不长，果不其然，第二年老杨就去了。所以啊，我们老年人要自己给自己找点事干，不能老在家待着。"

同门师弟说："老年人是应该找点事干，但可干的事情很多啊，你也不用什么都参加啊！你别忘了，想当年你可是一位响当当的演员啊。再怎么说，你也要爱惜你的羽毛吧？"

艺人回答说："首先，我说了一辈子相声，就对相声感兴趣，现在你再让我干其他的，我提不起兴趣。再说了，我并不认为现在出来表演相声'丢人'，祖师爷传给我们的这门本领，就是要逗大家一乐。我并不认为我曾经出过名，我的身份就有什么金贵的了，我就是一名普通的相声艺人。只要能够逗乐大家，我就不感觉丢人，我就感觉我活得还有价值。"

听了艺人的话，这位本以为站在道德高地的同门师弟顿时感觉脸火辣辣的。

艺人的话很有道理，忙碌不仅能够摆脱孤独，还能够带来健康，带来幸福。美国有一位叫雷莉丝的儿科医生，她退休后在 91 岁高龄时又开了诊所，每天仍然忙碌着。经她治愈的儿童不计其数，更让人惊奇的是她现在已经 100 多岁了，仍然在她的岗位上忙碌着。

像艺人，像雷莉丝这些人为什么要放弃安逸、幸福的生活，而要选择忙碌?或许我们可以从雷莉丝的话里找到最佳答案，她说："只要有工作，我就感到其乐无穷。"或许，这就是享受忙碌的乐趣。

美国著名成功学大师卡耐基曾说过："要忙碌，要保持忙碌，它是世界上最便宜的药——也是最美好的药。"

所以，无论是精力旺盛的年轻人，还是精力不济的老人；无论是物质生活已经充裕的富人，还是生活紧巴巴的穷人，为了不被孤独侵袭，为了让自己的生活更有质量，他们都应该选择忙碌的生活。

有人说："在忙碌中享受生活，在忙碌中领悟生活中的真谛，这就是有质量的生活。"

的确，生活需要忙碌，这样我们才会觉得每一天都有意义，才会觉得时间过得充实。所以，每一个孤独的人儿，去尽情地享受忙碌吧，忙碌让生命打磨得像钻石般熠熠发亮，迸射出迷人的光彩；忙碌让你精神焕发，魅力无穷；忙碌让你潇洒自信，思维活跃；忙碌让你爱别人，别人也爱你；忙碌给别人带来愉快，也给你自己带来欢乐。

当然，忙碌也能驱逐孤独。

张弛有度，合理计划每一天

有一天，我的智能将失去旺盛的生命力，今天我尚且能做好的事情，到那时将力不从心。我要把握这个有利时机，现在是我外表和精神的改造时期，我要把深思熟虑后的观点和原则确定下来，使我知道自己应该成为什么样的人，在有生之年又该做些什么。

——卢梭

午后的阳光透过玻璃，静静地倾斜在李刚的办公桌上。李刚坐在办公桌前，显得有些无聊，有些孤独。

想想五年前刚刚来北京创业时，那时候真忙啊，什么事都要自己去跑，去注册公司，去见客户，去招聘新人，去监督产品质量，去融资……那个时候虽然感觉很累，但累得很充实，累得很幸福。

公司走向正轨之后，引进了先进的管理制度，每个项目都有一个可靠的人跟进，他也得以从具体的业务管理中解脱出来。

不再管具体业务之后，李刚的工作是时忙时闲。忙的时候，一二十天没有假期也是常事；闲的时候，他就这样一个人在办公室里无所事事地一坐就是半天。

闲的时候，不仅孤独无聊，而且还可能错过很多事。这是因为孤独无聊时，人会变得消极颓废，李刚常常会找一些消遣的方法，例如玩游戏。在玩游戏时，时间不知不觉过去了，等到突然想起某件事来，已经错过时机了。为此，李刚错过了好几单大生意。

痛定思痛之后，李刚决定改变这种工作状态，改变的方法就是制订工作计划，合理安排自己的工作时间。

每天上班之后，李刚就把一天所做的事都记下来，然后拟订一个计划表，规定自己在某时间内做某事。这个计划表里，除了有办事时间，还合理安排了休息时间。

有了明确的计划，李刚便按时做各项事。例如，他某天的计划是，从上午九点钟开始，召见各项目负责人，询问工作进度；十点半，会见 B 项目团队成员，就 B 项目运行中出现的问题，讨论解决方案；下午一点，会见客户；两点，稍微休息二十分钟，然后看最近一期的行业杂志；四点半，召开业务部门例行会议。

通过合理的计划安排，不仅之前时不时出现的孤独感几乎绝迹了，而且李刚的工作还有了更强的主动性，其工作效率也随之大大提高。

其实，不仅工作需要有计划，生活更是如此。一天之中，早上起来要做什么，中午要做什么，晚上要做什么，什么时间学习，什么时间陪家人，等等，都应该有一个计划。有了明确的计划，并一步一步根据计划去落实、去完成，那么我们的学习和生活就会显得很井然、很有序，不会出现随意性、盲目性。

不仅应该有短期的计划，还应该有长期的计划。有句成语说得好："人无远虑，必有近忧。"这句话其实讲的也是确立目标和制订计划的重要性。

无论你多大年龄，无论你做什么职业，只要你有了远大的目标，并且有根据自己确立的目标来制订具体落实规划和计划，然后一步步去完成，那么在不久的将来，你就会发现一个更优秀的自己！

当然，更为重要的是，有了计划，实际上就有了主动性。在我们制订的计划里，我们可以主动地留出休息的时间，但绝不会留出给自己孤独的时间，所以，有了计划，实际上也就远离了孤独。

生活在一个竞争如此激烈的现代，一方面，每个人的工作、学习、生活压力都很大；另一方面，在繁忙之余，突然闲下来，又会感到特别无聊。在这样的情况下，如何把自己的工作、学习和生活安排得井井有条、安然有序，如何不再受孤独之苦的折磨？

有位智者说："人生如棋。"有了计划，我们的学习、工作、生活，都像是棋盘上的棋子，它们都按照我们提前制订的计划进行，自然会有序，自然会远离孤独。

旅游，领略各地美景

自此之后，我再也看不到其他乐趣、其他命运和其他幸福，只想做这样一次旅行。至于回日内瓦，我连想都没去想。山峦、草地、树林、溪流、村庄，以其新的魅力没完没了地相继出现，这种幸福的旅程似乎应该吸引了我整个生命。

——卢梭

"18 岁读大学，问你理想是什么，你说环游世界；22 岁读完大学，你说找了工作以后再去；26 岁工作稳定，你说买了房以后再说；30 岁有车有房，你说等结婚了再带老婆一起去；35 岁有了小孩，你说小孩大一点再去；40 岁孩子大了，你说养好了老人再去，最后，你哪也没有去。"

这篇微博在网上出现以后，瞬间被很多人转发、评论，大部分人毫不掩饰自己内心对旅行、流浪、去远方的生活状态的羡慕和向往，并表示人生若能洒脱地走一遭，此生无憾矣。大家意愿虽然强烈，但却没有多少人敢于真的去实施，原因无外乎"现在条件不允许"。

那么什么时候条件才允许呢？

黑龙江有位年轻人叫徐贵雨，他并没有多少钱，突然有一天他决定出去旅游，于是他就辞掉工作，怀揣1000元钱出发了。

在现在这个时代，1000元显然是太少了，但徐贵雨的目标却是要走访全国50个城市。按照正常价格，1000元钱连最起码的交通费也不够。

不够不要紧，那就搭便车。沿途他不断"蹭车"坐，听说他居然要用1000元游遍全国50座城市后，很多人都被他的这种精神感动了，所以他搭便车并不难。他搭乘过大货车，搭乘过客车，搭乘过电动车，有的时候，他还能够搭乘到豪车。他曾经自豪地说："到合肥的路上坐的全是路虎、宝马豪车，以前可没经历过。"

出去游玩，住宿也是一项非常大的开支，但这也难不住徐贵雨。要去某个城市，他先在某个"沙发客"论坛上发帖，然后那个城市常常会有人愿意充当"沙发主"，愿意在自己家里为徐贵雨提供沙发，供"沙发客"徐贵雨休息。

当然，出门在外并不是所有的时候都能够获得帮助，实在找不到帮忙的人，而自己经济又紧张的时候，徐贵雨还可以打短工。他曾经在郑州一家餐饮店、北京一家网络公司工作了20多天，又在成都富士康工作过一个月。这些短工虽然收入远低于正常工作收入，但正是靠这些钱，徐贵雨成功实现了用1000元游遍全国50座城市的愿望。

看了这个故事，你应该问自己："你还想去旅行吗？"如果想，那就赶紧出发吧！

你可以去云南，或游荡在秀美的山水间，或穿梭于古城清幽的小巷里，又或仅仅是呆坐着感受这里弥漫着的古老神秘的气息。

你可以去泰山，体验一下五岳之首的巍峨与壮丽，黎明时分，坐在山头，看看日出，望着云海，那是一种"一览众山小"的感觉。

你可以去西藏，欣赏那里的白云蓝天，感受藏民的淳朴，掩埋了周遭的一切污秽，圣洁从此进驻你的心中。

你可以去漠河，走在中国最北边，林海、雪原、银装素裹，屋顶厚厚的积雪，冰枝玉叶的雾凇，晶莹剔透的冰雕，纯洁而安静，却又蕴藏着无限生机与活力。一切都像童话，一切都是那么遥不可及。

你也可以去蒙古大草原，站在这浩瀚无际、逶迤千里的大草原上，感受着大草原的气息，尽情享受着大草原赐予的欢愉。夜幕来临时，众人聚在火堆旁，喝着马奶酒，吃着烤羊肉又是另一种心情。

完美的人生，需要一次说走就走的旅行。如果现在你已经怦然心动了，那就行动吧！不要有太多顾虑，因为梦想，其实就在触手可及的地方，关键在于你是否尝试过向它伸出手呢。

有人畏惧旅行，可能是因为旅程有风险，但这大可不必。因为旅行是一种体验和感悟的过程，体验自然，感悟人生。所以体验也是旅行价值的一部分，你应该不惧怕遭遇雨雪风霜和艰难险阻，把一切都视为人生的一种经历、一种体验，随遇而安，始终保持着平和的心态，沉着应对，独自走在自然的诱惑之中。

也许，你被生活压得喘不出一口气；也许，你在现实生活中遭遇了质疑与否定；也许，你被一段情所困扰；也许，你迷恋自由而奔跑的感觉，那么，你该有一次说走就走的旅行！

整理好行囊，挎上背包，立即启程吧！

运动让你阳光起来

风平浪静的时候，我常常一扔下饭碗，就独自跳上税务官教给我用单桨划的一叶小舟上去，一直划到湖中央。我在泛舟的时候，会产生一种快乐，简直要浑身发颤了，可我却说不出也不明白究竟是什么原因，只是有着一种也许是暗自庆幸逃出了恶人的魔掌的感觉。

——卢梭

早在大学读计算机专业时，就听学长学姐说过，计算机网络行业是个折寿行业，在这个行业干的人，要么尽快转行，要么就要累倒在工作岗位上。当时对这句话感触还不深，直到自己在计算机网络行业干久了，才深刻地明白了这句话的道理。

计算机网络行业为何会让人短命？一方面是因为辛苦，计算机网络人每天要面对各种程序，脑力劳动强度极大；而且还要经常加班，每天一坐就是十多个小时，颈椎病、腰椎间盘突出、前列腺炎等一大堆疾病，都喜欢光顾这批本来就已经很辛苦的计算机网络人。

另一方面，计算机网络人大都很孤独。不管这个人是外向，还是内向，但只要进入这个行业，每天对着计算计干久了，再外向的人也会逐渐孤僻起来。整天很少和外人交流，整天把自己的内心封闭起来，不短命才怪呢！

然而，因为计算机网络行业收入不错，因为离开这个行业又没什么可干，所以杜伟虽然明明知道，计算机网络干久了会严重损害自己的健康，但他还是要被迫继续干下去。

杜伟的休息时间很少，但即便是这极少的休息时间，他过得也不太舒服，因为他没有女友，也没有多少朋友。所以到了周末，他常常只能一个人闷在家里，这让他更加感到孤独。

偶尔浏览一下昔日同学的网络空间，一张照片深深刺激到了他。那是春节高中同学聚会时的合影，合影中的同学看起来大都依然年轻，唯有自己看着是那么苍老，甚至和比自己大一轮的班主任不分上下。

刹那间，杜伟感觉很伤感，还没有来得及享受年轻的时光，难道就这样慢慢地衰老下去吗？不能，绝对不能！

从第二天起，他强迫自己早起，到公园里走一走。伴着清晨的第一声鸟鸣，踩着露珠，杜伟走入公园中的小树林。林中的薄雾还未褪去，清晨的露珠从树杈的缝隙中滴落下来，轻轻拂过脸颊，清爽怡人。

在公园里走了一圈，身上微微冒汗，顿觉精神焕发。白天上班时，因为精神状态好，大脑反应灵敏，工作效率也有了很大的提高。本来需要加班才能干好的活，结果到正常下班时就提前干完了。

　　正常下班也就意味着自己晚上有好几个小时的自由时间，如果回家，又要承受一个人的孤独，不如去打篮球吧！就这样，杜伟去了篮球场。

　　虽然几年没有正儿八经打球了，但打了一会儿就逐渐有了感觉。球场上，急速地奔跑、带球、断球，大声地喊叫，尽情地挥洒汗水，杜伟感到自己被压抑了很久的心灵第一次得到了舒展。

　　从这一天起，杜伟就为自己制订了运动计划，每天早晨起来，在公园走半个小时。每天晚上，争取去玩一个小时的篮球。周末的时候，则会一连打上好几个小时。

　　运动不仅让杜伟的身体更加健康，让他的精神头更足了，而且还让他交到了不少朋友。尤其是打篮球，人们在尽情运动的时候，最容易释放真实感情，所以几场球下来，杜伟就和那些人交上了朋友。

　　打完球之后，如果时间充裕，他们常常一块儿到饭馆小酌一下。因为有篮球这个共同话题，这些来自不同行业、不同年龄段，拥有不同学历和不同性格的人，竟然也能相处得其乐融融。

　　早晨散步也特别值得一提，尽管早晨散步的人主要都是一些老人，但也不乏年轻人，而且多是女孩。因为年轻人散步的时间点比较固定，所以一来二去，杜伟就和她们熟悉了，并渐渐地成了朋友。

　　半年之后，杜伟发生了很大变化：他不再像众多计算机网络男那样面容憔悴，而是容光焕发了；他不再是朋友寥寥，而是拥有一大批篮球朋友了；他不再是王老五，而是有一个可爱娇小的女朋友了……

就像杜伟明明知道干计算机网络会损害健康，却依然要坚持干下去一样，每个人的人生都有很多无奈，这就是生活。

如果你遭遇了这种生活，千万不可抱怨生活，因为生活从来不同情弱者。成功人生不在于你能否抓到一副好牌，而是你如何能够把抓到手里的一副"臭牌"打好。计算机网络男杜伟用运动改变了自己的人生，那些干着不称心工作的人，那些饱受孤独折磨的人，是否也该向杜伟学习一下呢？

人们常说："生命在于运动。"这不仅是因为运动对人的心脏、肺等器官有好处，能够提高人的身体健康水平，还因为运动能够改变人的情绪。专家称，运动时可进行某种身体排毒，清除能够导致孤独抑郁的有害化学物质。这些物质因各种压力而蓄积在体内，会对大脑的运转产生负面作用。运动之后，孤独没有了，紧张没有了，焦虑没有了，压抑没有了……一切负面情绪要么逃得无影无踪，要么受到大幅削弱，所以人的精神面貌自然要为之一新，生命也要重新焕发出新的活力。

助人为乐，让自己的内心更丰富

埃皮奈夫人有一些很可爱的优点，她很爱自己的朋友，极其热情地帮助朋友，为了朋友，从不吝惜时间和精力，因此，她理所当然地应享受到朋友们对她的回报。

——卢梭

新年的夜晚，当别人都沉浸在喜悦的气氛中，有一位孤独的老人，却独自伫立在窗前。他孤独地举目遥望苍天，繁星宛若五色的百合，漂浮在澄清的湖面上。

老人的一生非常不幸，年轻的时候，他下过乡，当过兵，做过工人，改革开放之后，他开办了自己的企业，最后企业破产了，老人再次变得一贫如洗。

老人唯一的儿子死于一场车祸，而他的老伴也在两年前去世，现在老人成了孤家寡人。亲人的离去，仿佛一下子斩断了他与这个世界的联系，他一下子跌入了孤独的深渊里。

生活已经没有任何希望了，活着，就意味着折磨，他想到了死，但一辈子吃了这么多苦，想着就这样悄无声息地离去，太不值得了。

　　再次创业？他年纪已经很大了，而且他对挣钱已经没有太大兴趣了。

　　该如何打发余生呢？最后决定做义工。虽然他年龄已经够大了，但身体依然健康，做些力所能及的善事还是没有问题的。

　　年轻时在部队里，老人曾经学过理发，于是他买了一套理发工具，开始在社会上为老人免费理发。两年多的时间里，老人每月免费为近百位老人理发，从未间断。

　　不仅帮助别人理发，老人做的善事还有很多。平日里，哪位老人病了，白天子女上班没有时间照顾，只要和老人说一声，老人就义不容辞地提供帮助；哪家家长临时没有时间去接孩子，只要给老人一个电话，老人就会放下手中的活，帮人家接孩子。

　　通过帮助别人，老人的日子过得非常充实，非常幸福，而以前经常光顾老人的孤独，此时早已经不见了踪影。

　　春节来临时，曾经被老人帮助过的人都在自己家里欢度春节，老人又是一个人了。但老人并不算孤独，这既是因为那些接受过老人帮助的人，常常会亲自登门，或者通过电话、短信的方式给老人拜年，更是因为老人的内心是丰富的。

　　单独一个人的时候，他想到的不是自己，而是那些自己曾经帮助过的人：不知道2号楼的老李病好些了没？隔壁老张的儿子今年回家过年了吗？年前理发时把老王落下了，现在老王的头发应该很长了吧……

　　美国思想家爱默生说："人生最美丽的补偿之一，就是人们真诚地帮助别人之后，同时也帮助了自己。"

怎么理解"帮助了自己"呢？它包含多层意思，一是佛家所说的"福报"，即是说一个人多做好事，就会多结善缘，说不定在某个时候，在你遇到困难时，那些受到你帮助的人，自然会热情地伸出手帮助你。

其次，一个人经常做善事，心态就会好，待人就会和气，更不会经常为了一些鸡毛蒜皮的小事而与人生气，甚至发生争执、大打出手，那么他的人生就会少一些仇人，多一些朋友；少一些灾难，多一些幸福。

再次，其实帮助别人本身就是对你自己的回报。心理学专家告诉我们，每个人都有被别人认可的心理需求，你帮助了别人，从别人感激的话语和眼神里，你也就收获到了自己被认可的信息，这会让你的心情变得更好。

此外，帮助别人，尤其是帮助那些和自己没有亲友关系的人，通过你的帮助，两个本来没有多少关系的人，就有了关系。不仅被帮助者经常会怀念你，你也会忍不住经常想起他，牵挂他。而这种牵挂，则让你与这个世界有了更多的联系，会让你的内心丰富起来，让你变得不那么孤独。

自发组团，一群年轻人的集体狂欢

我一辈子也没这么惊喜过，也没感到如此欣慰。我感觉在世界上，总是离群索居的话，那命是很苦的，特别是身处逆境之中。

——卢梭

当 2014 年夏天的最后一抹溽热，还没有被一夜秋风逼退的时候，张伟——这个复旦大学的博士生，正式来到北京，成为北京某高校的一位教师。

因为同学都不愿意来北方，所以初来北京，张伟基本不认识什么人。周末的时候，一个人很孤独，张伟就背包出去玩。但北京很多好玩的地方在房山、怀柔，这里一般不通公交车，即使通公交，也要转好几次车，非常麻烦。玩了几次，张伟被折腾得够呛，只好无奈地放弃了。

有一个周末的早上，他一个人经过德胜门，看到德胜门南边的路边上，停了二三十辆旅游大巴，车旁边聚集了好几百人。

"看来是哪家企业组织出去游玩吧"，张伟心里很羡慕，"这企业真大，一下子组织这么多人出游，而且还都是和自己年

127

龄差不多的年轻人，如果自己所在的学校也能像人家这样做就好了!"

渐渐地，张伟发现这群人好像不是来自一个单位，因为有好多个领队，穿着不同的衣服，打着不同公司的旗帜，在召集自己的人上车。

张伟上前一问才知道，这些人果然不是来自一个单位，而是通过某户外网站报名，临时组建的旅游团。一个团一般有两个领队负责召集，包车，带领大家玩，而大家只要一起分摊包车钱以及其他一些基本费用就可以了，费用很少，去一趟一百里左右的景点，只要80元就可以了。

一听到还有这种自发的组团方式，张伟一下子就被吸引了。于是从那之后，周末只要一有时间，张伟就会在网上报个团，和很多人一起去疯狂地玩上一天。

玩了几次之后，张伟特别在他的微信朋友圈总结出了组团出游的好处：

1. 节约时间。组团旅游在坐车、就餐和住宿等各方面都不用个人考虑，避免了时间的浪费，可以有更多的时间玩，省去了很大一部分顾虑，这是组团旅游的好处之一。

2. 便宜。如果个人去一个景点，开车去，油钱、过路费就是很大一笔；坐公交去，需要转车，有时候还容易坐上黑车，费用不可控。到了景区，个人买票也会比团体票贵。组团则不然，统一包车，费用AA，景区门票享受团体优惠。

3. 服务好。一个人旅游很孤独，碰到一些景点也不知道有什么典故，该怎么玩，只好一个人瞎逛游。报旅行社的团，则常常被导游忽悠着到处买东西。而这种自发组团则不同，领队如同导游，带着大家玩，但却不会忽悠大家买东西。

4. 利于交际。团友们来自各行各业，与团友一起出游，与他们一起同吃同住同游同乐，无形中增进了友谊，广交了天下朋友，有的甚至达成了生意上的合作，还有不少爱情佳话就是在旅途中演绎的。

看了张伟发的这个帖子，下面一大票朋友点赞，而这些点赞的人中，很多人后来也都成为了组团出游大军的一员。

其实，随着网络的兴起，出游仅仅是城市组团活动中的一种，此外还有组团聚餐、组团摄影、组团唱歌、组团打球、组团相亲，等等。

为什么组团会突然火起来，除了上面张伟总结的原因之外，一些专业的学者也给出了一些解释。就以组团散步为例，国外某著名医学院的汉森指出，一群人一起散步，人们会比平时走得更快、更远。而这正是提高整体健康水平的最好也是最容易的方法之一。散步小组的好处非常广泛，它不仅可以让人们从事更多的体力活动，而且还能带给人们心理上的益处和安全感。

此外，人都是有惰性的，如果一个人单独散步，很容易会懈怠，容易出现三天打鱼两天晒网的情况。但组团散步可以增强参与者的活力和社会凝聚力，加入小组后，受试者只需简单地跟随大家一起就行了，而散步就成了一种义务和习惯，从而能够帮助他们坚持得更久。

组团出游、组团散步有很多好处，其他组团形式也有很多好处。因此，如果你还为一个人孤独生活而苦恼，那你为何不尝试一下，走出家门，和大家一起组团放松一下呢？

当然，组团活动，并非是最近才出现的活动方式，古代一些读书人常常聚在一起，研究诗词歌赋、喝酒聊天，都是一种组团模式。但受制于联系方式的不便，古代的组团活动并不发达，一般只限于富家子弟之间。最近这几年，网络的兴起，为组团活动提供了更为广阔的空间，通过网络，不管穷富，不管学历，不管美丑，不管什么职业，大家都可以聚到一起来。我们应该感谢网络给我们带来的便利，当然我们更不应该辜负网络给我们带来的这些便利，让一颗孤独躁动的心，通过组团得到释放。

品茶，更高品位的生活方式

大家常常在城外的一家小酒店吃午茶。不用说，这些午茶吃起来都挺快活的。

——卢梭

日本江户时代，社会动荡不安，一位著名的茶师外出办事，为了担心路上遇到麻烦，就挎上一把剑，装扮成武士的样子。

一天茶师正在路上走，迎面走来一个浪人武士。武士向茶师挑衅说："你也是武士，那咱俩比比剑吧。"

茶师说："我不懂武功，只是个茶师。"

武士说："你不是一个武士，而穿着武士的衣服，就是有辱武士尊严，你就更该死在我的剑下！"

茶师一想，躲是躲不过去了，就说："你容我几个小时，等我把事做完，今天下午我们在池塘边见。"

浪人想了想答应了。

这个茶师直奔京城里面最著名的大武馆，他直接来到大武师的面前，对他说："求您教给我一种作为武士的最体面的死法吧！"

大武师非常吃惊，他说："来我这儿的所有人都是为了求生，你是第一个求死的。这是为什么？"

茶师把与武士相遇的情形复述了一遍，然后说："我只会泡茶，但是今天不得不跟人家决斗了。求您教我一个办法，我只想死得有尊严一点。"

大师说："那好吧，你就再为我泡一次茶，然后我再告诉你办法。"

泡茶的时候，茶师很是伤感，他心想，这可能是我在这个世界上泡的最后一次茶了。所以，他做得很用心，很从容地看着山泉水在小炉上烧开，然后把茶叶放进去，洗茶，滤茶，再一点一点地把茶倒出来，最后捧给大武师。

大武师一直看着他泡茶的整个过程，他品了一口茶说："这是我有生以来喝的最好的茶了，我可以告诉你，你可以不必死了。"

茶师说："您教我什么了吗？"

大武师说："我不用教你，你只要记住用泡茶的心，去面对那个浪人就行了。"

这个茶师有所领悟，就去赴约了。浪人武士已经在那儿等他，见到茶师，立即拔出剑来说："你既然来了，那我们开始比武吧！"

茶师淡笑着看定了对方，然后从容地把帽子取下来，端端正正放在旁边；再解开宽松的外衣，一点一点叠好，压在帽子下面；又拿出绷带，把里面的衣服袖口扎紧；然后把裤腿扎紧……他从头到脚不慌不忙地装束着自己，一直气定神闲。

武士越看越紧张，因为他猜不出对方的武功究竟有多深，对方的眼神和笑容让他越来越心虚。等到茶师全都装束停当，最后一个动作就是拔出剑来，把剑指向了半空，然后停在那里，因为他不知道再往下该怎么做了。

就在这时，武士扑通就给他跪下了，说："求您饶命，您是我这辈子见过的武功最高强的人。"说完武士就赶紧弃剑逃走了。

这个故事看似与本书的主题孤独关系不大，实际上并非如此。一个人遭遇孤独，一方面是因为没事可干，无话可聊；另一方面是因为内心失去平衡。如果能够保持一颗平常心，内心笃定，即使在一个封闭的环境里，你依然可以气定神闲，不受孤独干扰。而这个茶师的经历告诉我们，品茶可以培养我们拥有一颗平常心。

世间最难的事情就是保持平常心。但在面临即将被杀的命运时，茶师犹能全神贯注，心无旁骛，这正是茶道的魅力。

生死考验时，尚且能如此，生活在平凡世界的我们，不是更应该能够如此吗？

无论是在繁华的闹市，还是在寂寞的一隅；无论是在熙熙攘攘的人群中，还是孤身一人；无论是白天，还是黑夜，你都可以通过一杯茶，来寻求内心的平静。

眼前放上一杯淡茶，在滚沸的水中看着小小的叶片慢慢舒展，上下翻飞，将自然的精髓袅袅释放，在氤氲的气息中，感受*丝丝缕缕*的暖意，暂时忘却日间繁杂的琐事，在惬意中享受读书的趣味。

茶泡好了，轻轻揭开壶盖，先闭上眼睛闻其香，妙不可言；再品茶，静下心来，忘却了宠辱得失、酸甜苦辣；小口呷茶，个中微妙感觉，自然涌上心头。这是茶与心灵结合的一种感悟，使人返璞归真。此时此境，让人顿有种"放怀天地外，得意云水间"的感受。

人生不满百，常怀千岁忧。世人身处如此虚华、浮躁与喧嚣的世界，总是处于不停地追求之中，为权忙，为名忙，为利忙，忙来忙去，滋生几多苦恼，落得个身心疲惫，曲尽人散的时候，又是无尽的孤独凄凉！

既如此，何不静下心来，找几个朋友，品一杯清茶，修一颗平常心，如是观照外界的花开花落，潮落潮涨，在浮躁中探求深沉，在喧嚣中体味宁静。

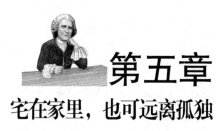

第五章
宅在家里，也可远离孤独

当我在自己的幽居周围看到的只是一些赏心悦目、甜蜜美好的事物时，我的心便只沉浸于温柔的情感之中。

——卢梭

人生就是一场孤独的旅行，就算是再忙碌，再逃避，都无法改变一个个体孑然一身的事实。夜深人静的时候，细雨蒙蒙的假日，我们不仅要宅在城市里，更要宅在家里，这也是我们最孤独的时候。但这并不表示，每个宅在家里的人都是孤独的，因为宅在家里，我们也可以找到感动。我们可能因为听了一首歌而被它的旋律感动，可能因为看了一些触动心灵的文字而为之所沉醉……这些感动像海滩上的沙石贝壳，多而深刻，你只要捡到属于你的那一颗，宅在家里，你也可以远离孤独。

读书，历久弥新的消遣方式

我边干活边读书，出去办事也读，上厕所也读，而且一读就是好几个小时。读得头昏脑涨，仍旧忘不了读。

——卢梭

和古人比，现代人是幸运的，因为我们打发时间的方式更多了，等车、排队的时候，我们可以掏出手机；晚上在家没事的时候，我们可以打开电视；周末的时候，我们可以去电影院；此外还有歌厅，有酒吧，有迪厅，等等。而古人呢？除了喝酒、下棋、吟诗作对之外，他们最主要的消遣方式就是阅读了。

古人在消遣方式上稀少的不幸，也许正是他们人生的大幸，因为阅读馈赠给了他们太多太多其他消遣方式所不能带来的东西。

读书，可以让你专注。因为读书也就等同于与一些高贵的灵魂对话，你在聆听他们真诚地述说自己的心声，这时，你就会不由自主地谦卑和聚精会神。退一步说，即使你读的是闲书，你也会被它的情节所吸引，看到妙处时，你也会忍不住拍案叫绝。

读书，尤其是长久地读书，可以使人养成恭敬的习惯。因为阅读会让你知道，你现在的水平还很有限，这个世界上可以为师的人太多了。恭敬会教会你谦卑，谦卑会让你尊重他人。而你重视了他人，魅力就降临在你双眸，并会被对方感受到，这会增加你的亲和力。

邂逅一段文字，一如邂逅一段爱情，执笔，澎湃。落笔，恬静。书中的文字，带着某种无法言喻的魅力与参透不了的玄机，让你甘愿沉醉其中，不能自已。

当然，抛开这些直接的目的之外，读书还有一个重要的作用，那就是帮助你摆脱孤独。

美国传奇诗人狄金森说："书是最节俭的车，却承载着人的灵魂。"书里有人的灵魂，书的世界如此多姿多彩，所以有书陪伴的人注定不会孤独。

当你孤身一人翻开一本书时，书微笑着向你展示它无穷的魅力和优雅，让你忍不住去接近它，阅读它。

在安静温馨的时光里，沐浴在柔柔的台灯下，伴着茶香，读一本自己喜爱的书，静静地去品味书的优雅与无穷的魅力，任时间在你的身边静静地流淌，那是何等的惬意。

书是孤独者最忠实的朋友，它可以和你一起欢乐、一起悲伤、一起遭白眼，和你一起度过各种不幸的日子。所以，当孤独向你袭来时，读书应该是你最好的选择。

关于读书，孤独者卢梭也有过一番论述。他说，我见过许多言谈比我更博学的人。他们阅读书籍，是为了夸夸其谈，而不是为了自我的认识；他们专心学习，是为了教育别人，而不是为了启迪自己的内心。至于我，如果我去学习，那么是为了认识自己，而不是为了教育别人；我一直认为，充分认识自己是教育他人的前提。

在这里，卢梭虽然说的是读书的目的，实际上也就告诉了我们应该如何去读书，那就是为了认识自己而不是炫耀，为了启迪自己的内心而不是为了教育别人。

那么究竟应该阅读什么书，才能实现认识自己、启迪自我这个目标呢？这没有一个固定的答案。因为每个人的成长经历不同，性格偏好不同，所以图书的选择也是一个很个性化的问题。

尽管如此，还是有一些原则可循的，那就是应该尽可能地先去读一些经过岁月洗礼、依然被认为是经典的书。尤其是年轻人，应该多读一些文艺复兴之后欧美的经典图书。因为这些图书包含了人性关怀，它们能够唤醒你沉睡的感情，能够让你的情感更丰富一些。

一位哲人说过，一个爱书的人，必定不致缺少一位良师益友。所以，你不必为不知读什么书而发愁，你首先要做的是先选择第一本，认认真真地把它读下去。当你把这本书读完，或者刚刚看到一半时，你就已经知道，下一步你应该看什么书了。

种植花草，美化消遣两不误

植物学是我一向看重的，而且已开始成为我的癖好了，它正是一种闲暇时研究的学问，适宜于填满我闲逸的全部空隙，又不致让我的想象力胡乱驰骋，也不会导致完全无所事事的烦闷。

——卢梭

一花一世界，一叶一如来。

只要有心，即使是一粒毫不起眼的小种子，也能种出一盆盆精致的盆栽；即使只有一米见方的小阳台，也能营造出一片片小小的森林。

毋庸讳言，种植盆栽是需要花费很多时间和精力的。

春回大地时，气温回升，扒开解冻的土壤，施肥，浇水，种下花的种子。一番辛劳之后，又要每日焦急地等待着新芽破土而出。

夏天降临，天气炎热，许多花草很容易因日照过多而干旱枯死。这时，你必须格外小心。除了早晚浇水外，中午因太阳过于炎热，有些花还需要给它遮阴，以避免阳光灼伤。

夏天也是各种害虫狂欢的季节，所以，你又要定期给花草治病治虫，喷洒药液，以保证花草健康成长。

秋天到了，气温一天天开始降低，虽然大部分美丽的鲜花已经凋谢，但苦等了几个月的菊花开始它独自的绽放。此外，一些花草到了成熟结果期。所以，这个时候，对待这些花花草草，同样需要细心呵护，浇好水施好肥。

严冬来了，这是一个令花草战栗的季节，许多不耐寒的花草，在入冬不久就必须早早将其搬入室内，以避免受寒冻死。此外，花草在冬季里同样需要阳光和水分，所以，冬季时你一样要记得浇水，恰逢风静日暖的好日子，你还要把这些花搬出室外晒晒太阳。

这也许会让那些没有种植过花草而又试图想尝试一下的人望而却步。的确，种植花草是一件很辛劳的事。

但是只有那些真正种植过花草，并从中体会到其中乐趣的人才能体会到，种植花草虽然辛苦，但这是一种幸福的辛苦，甜蜜的辛苦，充实的辛苦。

种植花草，让你找到自我。对于忙碌的人来说，每日埋头工作，每日周旋于上司、同事、下属和客户之间，每日为生活琐事忙得焦头烂额，每日为各种大事、小事烦扰不已。你感觉你的身和心都不属于你自己，你像一个奴隶，一个被外界各种力量拖拽着被迫前进的奴隶。也许只有在摆弄这些花草的时候，你才感到你又是你自己了，因为你现在做的，就是你心里想做的。

种植花草，让你得到放松。种植花草是辛劳的，但这种辛劳实际上又是一种放松。你每天被工作上的、生活上的事情折磨的身心疲惫，其实这种疲惫既是身体上的疲惫，更是心理上的疲惫。而摆弄花草会让你专注，可以让你暂时忘记那些烦心事，忘记心理上的疲惫。

种植花草，会有利于你的健康。老舍曾经这样写道："我不是有腿病嘛，不但不利于行，也不利于久坐。我不知道花草们受我的照顾，感谢我不感谢；我可得感谢它们。在我工作的时候，我总是写了几十个字，就到院中去看看，浇浇这棵，搬搬那盆，然后回到屋中再写一点，然后再出去，如此循环，把脑力劳动与体力劳动结合到一起，有益身心，胜于吃药。"

老舍提到的有利于健康，主要是指身体方面的，其实种植花草有利于健康还包括精神方面的。在这样一个快节奏的社会，生活在平凡世界的你，难免会出现愤怒、暴躁、紧张等消极情绪。如果任由这些情绪在你身体里发酵，会非常损害你的健康。

而摆弄花草，通过这种非常简单的劳动，你的那些消极情绪会慢慢消退，甚至完全消失。你会发现你的呼吸变得均匀了，你的血压开始降低了，刚才还令你无法接受的事，现在你也能心平气和地面对了。

种植花草，会让你的心有所牵挂。一个了无牵挂的人是可悲的，因为这个世界好坏都与你无关。什么事情，对你来说都是无可无不可。你的生活是多么无趣，多么可悲，单调、麻木像死亡一样沉寂。而有了花草牵挂，你就和这个世界建立了联系。离开花草的时候，你会想念它；和它在一起的时候，你会感到踏实，感到幸福。

　　有人说，种植花草如同抚养孩子。有喜有忧，有笑有泪，有花有果，有香有色，有辛劳有回报，这就是种植花草的乐趣。

练习书法，让浮躁的心静下来

　　我所喜爱的悠闲，不是一个游手好闲者的那种闲散，搂着双臂待在那儿凡事不做，而是由着自己的喜好，做点什么，而且是简单的。

——卢梭

　　几千年前，象征人类文明曙光的文字出现了，文字在天地之间被创造出来，在动物骨骸、金属、石头、竹简、纸帛上被记录下来。

　　文字本来只是一种工具，一种记录语言的符号，但在华夏文明中，文字的书写形式，又演变出了一种新的艺术形式——书法。

　　中国书法历史悠久，书体沿革流变，书法艺术异彩迷人，在各个朝代或沉重朴厚，或飞扬婉转，或森严宏大，或肆意狂放的书写线条，完成了每个时代美学最集中的表现。

　　有人说，书法是无言的诗。因为它所表达的内涵和意蕴，像诗歌一样生动、含蓄、隽永、耐人寻味。

　　有人说，书法是无形的舞。因为它的笔画的粗细、长短、曲直、正侧、轻重、缓急，它的用墨的浓淡、深浅、干枯、滑涩，它的章法的向背、疏密、挪让等，就像是美女的舞步一样婀娜多姿、变化万千，给人以视觉的巨大冲击。

有人说，书法是无图的画。因为它虽无客观物象，而那字与字之间的间距、排列以及笔画间的协调，让人隐隐在脑海里浮现一幅图画，笔画圆润如那春风化雨之景，字体雄浑又如战场上刀光剑影，形虽无画，心中有画。

有人说，书法是无声的乐。因为它和音乐一样，讲究对称的呼应、节奏和旋律。书法中的横、竖、点、撇、捺、挑、折，就相当于音乐中的每个音节。只有把每个音节都唱得很准了，音节与音节之间的组合变化掌握得很熟练了，才能唱出优美的音乐。

书法美的令人心醉，它还有很多现实的意义。

书法，可以修身养性。学书法能使人变"静"，培养人的专心、细心、耐心和毅力等优秀品质，从而提高人的整体素质——这是其他学科无法替代的。常言道：宁静致远，静能生智。当一个人的心灵处于宁静状态时，其思维质量和办事效率是最高的；反之则心浮气躁、思绪混乱或语无伦次。现在的社会生活节奏变快，但人心普遍浮躁、做事马虎、缺少耐心和毅力等。通过书法，可以弥补。

书法，可陶冶情操。书法的内在规律决定了习书的严肃性。这就要求习书者必须具备良好的心理状态，以高度的学习热情，俨然诚恳的态度来对待；必须勤奋不息，孜孜不倦；必须加强修养，拓宽意境；必须丰富学识，博古通今，否则必将一事无成。

书法，可以有益健康。古人云："写字用于养心，愈病君子之乐。"写字是一种高雅的艺术爱好，能使人在挥毫中自得其乐。人在写字时"不思声色，不思得失，不思荣辱，心无烦恼，形无劳倦"，使躯体和精神放松，对肌体起到调节、修复等作用，可推迟或延缓脑的老化。

书法意义重大，千百年来，因为书法，有人得以加官晋爵，有人得以富甲一方，有人赢得美人归，有人得以青史留名。

书法可以承载很多功利的目的，但你却不能因为功利的目的而从事书法，因为这样你不仅将失去书法本身的乐趣，而且很难在书法上取得成绩。

记得《世说新语》里曾经记载过这样一个故事，某个雪夜，东晋大书法家王羲之之子王子猷，忽然想念朋友戴安道，于是就冒雪坐船去找戴安道。船行了一夜，终于来到戴安道的门前，王子猷却不见而返。

众人问其原因，王子猷回答："吾本乘兴而行，兴尽而返，何必见戴？"王子猷完全凭兴致行事，真是有些与众不同，甚至有些放诞不羁。

从事书法，就需要王子猷的这种境界。何必出名？何必办展览？何必获奖？何必加入什么协会？有兴趣则写，无兴趣则罢。只为实现自我精神需要而亲近书法，何须生活在他人的"监视"之下？

　　或在工作繁忙之余，或在百无聊赖之时，挽起袖子，铺开宣纸，任时间静静地流淌，让身心徜徉于汉字的时光长廊，体味书写的敬意与喜悦，这不就是书法给你的最好回报吗？

欣赏音乐，一场听觉上的盛宴

我开始热爱音乐了，以后又发展成为了音乐癖。我每天必到王宫去，原因就在音乐对我有了最大的吸引力。其实，要吸引住一个年轻人，用不着这么大的排场，最简单的一种乐器，只要演奏得好，能使人欢欣雀跃，也就够了。

——卢梭

又是一个阴霾的冬日午后，细雨霏霏，打湿着我善感的心。无事可做，静静地坐在电脑前，任轻音乐在耳边流淌如水。

想起美国著名作曲家科普兰曾经问："音乐有意义吗?"

当然。海顿说："艺术的真正意义在于使人幸福，使人得到鼓舞和力量。"而音乐作为艺术必不可少的一部分，是我们生活和心情的调节剂，也是我们心灵的彼岸，精神的家园。

大音乐家贝多芬认为："音乐是比一切智慧、一切哲学更高的启示。谁能说透音乐的意义，便能超脱常人无以振拔的苦难。说明音乐具有感化人、塑造人、拯救人的作用。"

至今还清楚地记得，高考前的几个月，压力很大，身心疲惫，感到已经快到了崩溃的边缘，平时温习功课时，只要持续时

147

间达到 1 个小时，就会感觉大脑极度疲惫。

后来，我就边听音乐，边学习，坚持三四个小时，注意力也不致分散，而且也不知疲倦，最后，我也顺利地考入了自己理想的大学。

从那时候起，我就爱上了音乐。而且我爱的越深，越发现音乐的奇妙。聆听音乐，不仅有助于缓解脑疲劳，它还可以缓解情绪。紧张时，它可以让你变轻松；烦恼时，它可以让你变愉快；孤独时，它可以让你变得充实……

就在我敲打这些文字时，低低的音乐，在我的小房间里飘溢着，紧紧地包裹着我，然后渗入我的肌肤，流入我的血脉，让我全身的毛孔感受滋润。

得知我爱听音乐，常常会有人对我说"音乐是好，但就是听不懂。"

听了这样的话，我不禁莞尔地反问他们："什么叫听懂呢？音乐这种东西，你只要觉得好听就行，没有所谓的听得懂听不懂。一首曲子，你感觉不错，听着让你感动，这就够了。至于这首音乐的曲式、调性、主题等，那是下一步的事，你不必想那么多。"

当然，如果你对欣赏音乐真的有兴趣，你还可以继续了解一下音乐欣赏方面的知识。

音乐欣赏是一个由浅入深的过程，即从感性（被音乐感动），到理性认识（探究音乐知识），又回到感性认识（更深层次的欣赏）这样三个阶段。

在感性认识的阶段，你对音乐的理解还只限于感官感受。动听的旋律，悦耳的和声，有规律的节奏，起伏的响度，等等，都可能会给你带来感动。有了这个特殊的对音乐魅力的体验，你才会爱上它，才可以开始向第二阶段迈进。

为何要进入第二个阶段呢？因为如果你不进入这个阶段，你就是一个普通的音乐爱好者。音乐欢乐也好，优美也好，忧伤也好，悲伤也好，这也仅仅只是你情绪上的波动而已，更深一点的东西，你根本不懂。

进入第二阶段后，你要做的东西很多。你要认识贝多芬、巴赫、莫扎特等伟大的音乐家；知道旋律节奏音色和声；知道什么是巴洛克音乐；知道谁是浪漫主义后期的音乐代表；知道奏鸣曲和奏鸣曲式怎么不同；知道乐曲分析、曲式结构、主题提示，等等。

只有了解了这些之后，音乐这座巨大宝藏的大门才真正对你打开。从这时候起，你的谈吐、你的见解、你的阅历和涵养等，都会随之提高。

不知不觉，你已经开始进入到音乐欣赏的第三个阶段了。因为有了上一阶段的学习，你已经对音乐有了一定的了解。这个时候，当音乐再次在你的耳边响起时，你会产生很多不同的感受。

那些隐藏在那些伟大音乐作品中的东西，开始令你感到震撼；不管是与巴赫交谈，还是和马勒神游，抑或是倾听莫扎特的心声，总之，音乐已经不再仅仅是外在的声音，它已经走进了你的心里，成为你生命的一部分，成为你情感的源泉。

当然，在音乐欣赏的三个阶段中，第二阶段是最辛苦的，因为你所要学习的东西确实很多，这可能会令很多人望而却步。但如果你真的热爱音乐，如果你是一个孤独者，学习音乐知识的过程，不正是你打发孤独的过程吗？而且你的付出，一定会得到更大的回报，一箭双雕，何乐而不为呢？

退一步说，如果你不想进入第二阶段，那也没有什么关系。音乐是个好东西，只要你喜欢听，只要你经常听，你就会有收获。

在聆听中，你可以悄悄地和自己的心灵对话；在聆听中，你可以把灵魂深处最深的思念捧出来；在聆听中，你可以重拾原始的寂寞；在聆听中，你可以捧出一颗心来，去和自然真诚握手。

学习绘画，培养艺术情操

测量员们对图形的渲染，使我对绘画也产生了兴趣。我买了些颜料，开始画起鲜花和风景来。可惜，我对这门艺术缺乏天才，但却乐此不疲。我可以几个月不出门，一心摆弄铅笔和画笔。

——卢梭

已经进入大龄剩女行列的小敏，总是情绪低落，想到当年自己作为村里考出的第一个大学生，全家人是多么自豪啊！可是一晃多年过去了，自己的姐妹们孩子都开始陆续上学了，自己却孤单地一个人在北京生活着。

买不起房，找不到合适的男友，生活看不到希望。渐渐地，她对生活失去了兴趣，人变得很空虚，很烦躁，夜晚的时候还经常失眠。

直到有一天，她的一个同学委婉地提醒她："小敏，你要不要看一下心理医生？"

小敏不解地问："看心理医生？我为何要看心理医生！"

同学说："我感觉你患上了轻度的抑郁症。"

刚一听到这话，小敏感到很伤心，也很愤怒。同学离开之后，她上网查了一下抑郁症的症状，竟然发现这些症状大都能够在自己身上发现！

我得了抑郁症！一时间，小敏感到非常悲哀，自己这样一个人漂在北京，没人管，没人疼，现在居然又让自己得了抑郁症，上天为何喜欢如此捉弄自己？

渡过了最初的愤怒之后，小敏想，既然生活已经如此不幸了，自怨自艾也不会有人同情自己，不如自己振作起来吧！

有一天傍晚，小敏在小区旁边公园里散步，发现一个老人正在对着画板画画，他画的是西下的夕阳。小敏并不太懂绘画，所以老人的画并没有引起她太大的兴趣，反倒是老人的表情把她震撼了。这位满脸沧桑的老人，完全沉浸在绘画之中，看起来是那么专注，那么虔诚，那么充实，那么陶醉！

原来绘画是这样一件有趣的事啊！如果自己也能像眼前的这位老人一样沉醉在绘画中，那么自己也就不会整天被孤独、抑郁折磨了！

上帝为你关上一道门时，必定会为你打开一扇窗。那么绘画就是上帝为我打开的那扇窗吧？既然是上帝的恩赐，我怎么能不接受呢？

从此，小敏开始迷上了绘画。开始她确实什么都不懂。但这不要紧，因为单身的她有的是时间。没事的时候，她就研究，就学习，很快小敏就入行了。她惊喜地发现，自己对绘画懂的越多，就越爱它。

小敏发现，其实绘画也是自己跟世界沟通的一种方式。小敏认为世界充满矛盾，当把这个矛盾的世界画到纸上的时候，自然也应该充满矛盾，给人一种优雅的矛盾感。

寄托了感情之后，小敏开始像那位老人一样，能够享受到完全沉浸在绘画中的乐趣。只要一拿起画笔，小敏完全摆脱了对自身经历的一种困惑，开始把注意力倾斜到自己画里的那些人、物上。那种感觉是那么奇妙，那么踏实。

自从爱上绘画之后，小敏也结识了不少绘画圈的朋友，没事的时候，经常和这些圈内的朋友聊聊，真是其乐融融。

渐渐地，小敏孤独、消沉、焦灼的情绪不见了，灿烂的微笑也不时爬上了小敏的脸庞，整个人的精神面貌为之一新之后，小敏发现自己其实还是很有魅力的，走在街上，那些男人火热的目光，就是一面最好的镜子。

看着房间写字台上的那束娇艳欲滴的玫瑰花，小敏相信，属于自己的那份美好爱情，正在一步步向自己走来。

也许有人会认为，绘画是一件很难的事，并望而却步。绘画固然复杂，但学会绘画没有你想得那么难，就像一个没有恋爱过的人第一次面对爱情一样，只要你有足够的热情，全身心地投入进去，你很快就会学会的。当然，学习绘画不仅在于学会，学习的过程也是美好的，它会让你满足，让你平静，让你专注，让你在不知不觉中摆脱孤独。

篆刻，让人心静气爽

我开始入迷的任何爱好都是如此。爱好越来越强烈，入痴入迷，很快便对世上的其他事都不闻不问，心全用在迷恋的事上。年龄大了，这毛病也没改掉，甚至都没有有所减轻。

——卢梭

做了几年大学教师之后，有一朋友准备创建一个投资公司，张斌也被拉"下海"，成为了投资公司的投资总监。

真正"下海"之后，张斌才发现，其实，自己并不太适合做这个投资总监。首先，作为文人的自己，其实并不太适合进入商业领域，因为自己心太细腻，不够狠。看到有些前来拉投资的客户，真的很可怜，如果不给他们投资，他们可能就会倾家荡产。但是他们的项目的盈利确实很难达到预期，又不得不拒绝他们。

其次，自己是个闲散惯了的人，而投资总监却是个大忙人。很多投资人为了拉到投资，常常喜欢在所报的项目盈利中注入很大水分，张斌必须与客户斗智斗勇，尽可能地摸出对方的底细。有些投资领域自己不懂，还要经常去拜访领域专家，还要赔笑脸，非常辛苦。

做了半年下来，张斌身心疲惫。请假出去玩了几天，因为心里有事，所以玩得依然没有效果。有一天夜里他失眠了，第二天醒得很早，想到今天又要和一个难缠的客户周旋，他心里焦躁极了。

"不去了！"当他手摸西装的时候，突然做了一个决定！天王老子来请我，我今天也不去上班了！不去上班去干什么呢？出去玩，在家看电视、玩游戏，都提不起多大兴趣。突然，他想到了篆刻，以前做教师时他经常用篆刻打发无聊光阴。

说干就干！对于篆刻，张斌总有一种比较奇特的感觉，拿起刻刀，他很快进入了状态。方寸天地，气象万千，游丝之力，千钧之功。

沉浸在篆刻中，外界的世俗纷争，尔虞我诈全没有了，张斌感到自己仿佛是在广袤的田野里跳舞，或游走。耗力，不见边际，脚下尘土飞扬，雾眼迷离，而心中的天空就那样灼灼明媚着，白云就那样轻轻游荡着。张斌就用那把凿刻耕犁石头的白钢刀，刷刷刷地沟通着天地尘世。

时间仿佛静止了，时间又在快速地流淌，很快就到了中午。张斌简单吃了碗泡面，又继续开工。不知不觉间，窗外已经暮色霭霭，但张斌丝毫没有停下来的意思。直到刻完最后一个字，时针已经指向九点，张斌才结束了一天的工作。

走出家门去饭馆吃饭的时候，张斌依然沉浸在篆刻带来的那种乐趣中，心里平静，充实，又夹杂着些许兴奋，而且经过昨夜的失眠和今天一天的紧张篆刻，张斌不仅没有感到疲惫，相反却神采奕奕，精神焕发！

　　为何会出现这种情况呢？其实很简单，一个人长期关注一件事，就会导致身心疲惫。最好的休息方法，就是彻底摆脱出来一段时间，哪怕几个小时，人就会感到轻松很多的。

　　明白了这个道理之后，以后凡是被工作折磨的身心疲惫时，张斌就会对工作做个简单安排之后，关掉手机，在书房里拿起刻刀，刻上几个小时。等到他走出书房时，他又成了一个神采奕奕的投资总监了。

　　篆刻不仅让张斌获得了放松，还给他社交中减少了不少麻烦。

　　文人出身的张斌，常常会遇到一些生意外的人。有一次，机缘巧合，曾与某编剧茶馆偶遇。两个人之前并无太多交情，但这次相见，相谈甚欢，临别之时，对方定要为张斌代付茶资，盛意难却，张斌只好答应。

　　但萍水相逢，对方的破费让张斌心里难以释然，思之再三，回去之后，他就赠送给对方一方小印，这样自己心里释然了，而且还略显风雅。

　　经过这件事之后，张斌更加喜爱上了篆刻，并决定把篆刻作为一生的爱好。

　　篆刻艺术，是书法和镌刻结合来制作印章的艺术，是汉字特有的艺术形式，迄今已有三千七百多年的历史。在俗世纷扰中，手执刻刀，能于片刻的宁静中潜心走刀，隐约沟通天地，简意刻琢人生，快意诠释自我，对于篆刻者来说，是一种奢侈，是一种享受。而且，当篆刻者明白了篆刻的艺术，也就明白了人生。

收藏邮票，保值娱乐两不误

　　我一旦爱上一样东西，就会太过于上心，以至于大家只好硬逼我住手。

——卢梭

　　几十年前，在枣园这片空旷的土地上，建立了一座煤矿，王鸿举和他的一大批工程兵战友脱下军装，来到这里做了一名矿工。

　　那个时候，煤矿周围没有家属区，大家一起合住在两排集体宿舍里。没有家人陪伴，矿工又大都是 20 多岁，个个精力旺盛，所以下班之后，他们经常不是步行到十多里外的市区瞎混，就是聚在一起喝的酩酊大醉。

　　矿领导也知道矿工们的孤独，所以也只好睁一只眼闭一只眼，但对于那些闹的不像话的，也免不了要处分一下，还有个别矿工因此被辞退回家。

　　王鸿举也曾经这样胡闹过，他对这种胡闹有非常深的认识：胡闹的时候，他一边享受着胡闹的兴奋，一边又被内心深处因堕落而产生的罪恶感折磨着；胡闹之后，又感到特别空虚，很后悔

157

真不应该那样胡闹；但等到下次下班之后孤独无聊时，他又会控制不住自己而选择和大家一起去胡闹。

生活就这样周而复始地前进着。

有一天，他醉酒之后骑摩托车兜风，把腿摔断了，接下来的两个月的时间里，他只好一个人躺在宿舍里孤独地打发时光。实在无聊的时候，他就把家人、战友寄来的信翻来覆去地看。

信看烦了，就看信封上的邮票。这一看不当紧，他居然发现，这小小的一张邮票，实际上居然包含了很大乾坤。邮票的图案、主题、面值、水印、纸质以及邮票背后的故事，无不吸引了王鸿举的兴趣。

病好之后，王鸿举就成为了一个集邮爱好者。下班没事的时候，他就找工友收集带有邮票的信封。

因为邮票背面和信封纸粘在一起，所以他要把信封上的邮票剪下来，再放到清水中浸泡，半天过后，再轻轻将邮票揭下。揭的时候，要非常小心，否则可能会损坏邮票。有时候揭得比较困难，还需用清水再行浸泡。

揭下来之后，还要将邮票背面的糨糊洗涮干净，再用光洁玻璃一一附上。放置通风处晾干，但不能用强光，否则会造成褪色。晾干之后，再小心地把邮票夹入干净本册，妥为收藏。

到了后来，仅仅找熟人收集邮票，已经不能满足王鸿举的要求，而且自己手里也有很多重复的邮票，于是他产生了与别人交换的想法。那个时候，矿上收集邮票的人还很少，能够与他交换邮票的人并不好找，他就到十多里外的市里找人交换。

看到王鸿举迷恋邮票竟然到这种地步，很多工友都嘲笑他。但王鸿举对这些嘲笑并不在意，因为他知道，收集邮票让他远离了之前的胡闹，让他拥有了一个好身体，让他过得很充实。

收集邮票，让王鸿举心态很好，工作中也尽职尽责，领导和同事对他都很满意，不久之后，他就成了队长。

几年之后，当煤矿修建了第一批家属楼时，已经成为中层干部的王鸿举，也拥有了自己的单元房，拥有了自己的家庭。

那个时候，煤矿效益很好，中层干部个个收入不错，所以很多中层干部整天在一起大吃大喝，导致很多人的血压、血脂、血糖都很高，还有人因此而提早去世。

但王鸿举很少参加这些大吃大喝，因为他的兴趣全在集邮上。煤矿扩大之后，集邮的人也越来越多了，于是就有人张罗成立了集邮协会，王鸿举这个资深人士还当了副会长。

协会每周都有活动，王鸿举几乎每次都参加，和大家一起交换邮票，交流集邮经验，气氛非常融洽。有时候，遇到有邮展活动，他们还会积极组织协会的人去参加邮展，并多次在省市级邮展上获奖。

转眼30多年过去了，王鸿举和他的一大批工友纷纷退休了。很多工友突然闲下来会感到很不适应，以至于脾气暴躁。而王鸿举根本没有这些反应，因为他有邮票作为寄托。他决定利用退休后的时间，把他收集到的邮票上的一些景区，挨个儿游览一遍，再顺便拜访一下各地的集邮爱好者。

又十多年过去了，当初和王鸿举一起进入煤矿的那一代人纷纷离开人世，而王鸿举依然精神矍铄。工友们的去世，并没有让王鸿举陷入孤独。没事的时候，他拿出自己的邮票，可以一看就是几个小时。

有的时候，有慕名而来的集邮爱好者登门拜访，已经年迈的王鸿举高兴得像个孩子一样，一脸自豪地拿出自己收集的邮票给大家看。

回忆这一生，王鸿举感觉很充实，几十年的集邮经历，自己不仅收集了邮品，更培养了性情；在集邮颇有建树的同时，也收获到了人生的快乐。

互联网时代，写信逐渐成为了历史，与写信伴生的邮票和集邮爱好者也越来越稀少了，但集邮作为一项爱好还将长期存在下去。这是因为邮票又被称为袖珍的百科全书，社会人文自然知识都在方寸之间得以体现，它集知识性、欣赏性和趣味性于一身，选材严肃、权威，形式生动、活泼，雅俗共赏。

通过集邮，可以陶冶情趣、提高品味、学习知识、收获教益，实在是件很有意义的事情。所以有位集邮爱好者总结说："收方寸世界，藏古今历史，饱览其气象；集万朵邮花，交内外邮友，大益于身心！"

第六章
强大的内心，不会孤独

我从来没有感到这么自信和镇定过。我已经认为自己有出息了，而且因为这全是靠了自己，所以我觉得挺美。

——卢梭

短暂的人生，烦琐的生活。我们都在尘世中，忘我地奔波。奔波时辛劳，闲暇时孤独，我们的人生总是在两种痛苦中摇摆。在经历了很多事情之后，当你的内心逐渐变得强大，当你突然看淡了功名利禄，看淡了鲜花和掌声，当你开始能够静下心来享受生活，能够静下心来独自品味一个人的孤独时，于是，你终于跳出了那种痛苦的摇摆。

内心笃定的人，可战胜孤独

我宁可死，而且也决心以死相拼。

——卢梭

孤独常常会袭击那些意志薄弱的人，如果你的内心够强大，并按照内心的指引去行动，孤独就会悄悄溜走。

2005年夏天，四川省南充市营山县城南镇党委书记文建明，感觉自己的身体越来越差，有一天他突然倒在路边根本就站不起来，最后被当地的村民送回家中。

当年10月，他被确诊为肝癌晚期。这一年，他四十二岁，正是一个男人大展宏图的年纪。面对着突如其来的噩耗，夜深人静的时候，他也曾灰心过。

难道就在病床默默等待死亡的到来吗？如果那样，自己的最后时光将会多么可怜，多么孤独，多么悲哀啊！

不行，决不能这样！他决定要在自己以后的日子里更加努力地去工作，在有生之年让更多的老百姓得到帮助。所以，在此后的日子里，他用自己的生命书写了一句话：心有多坚，路就有多长。

　　当文建明第一次出院回到镇上的时候，无数的乡亲们早就聚集在镇政府门前等待着他的出现——乡亲们只想尽早看到那个他们最爱戴的父母官现在是什么样子了，他是不是还和以前一样，那么精神饱满？是否还是个壮实的中年汉子？

　　望着大家难过的脸庞，文建明禁不住泪流满面，眼泪不是为自己而流，而是为了乡亲们的那一份令人难忘的深情。

　　也就是在这一刻，文建明再次感到自己走出病房，是多么正确。于是，他更加坚定自己的决心：为了乡亲们的这一份情，我一定要做好工作，将有限的生命投入到无限的为人民服务的事业中去。

　　在这之后，除必需的治疗之外，文建明开始付出比以前更大的热情和更多的精力。每一次在工作中有老乡询问起他的病情之时，他总是非常轻松地说没事的。

　　在一次面对记者采访的时候，文建明说："作为一名干部，身患癌症并不是一件非常可怕的事情，最可怕的事情是他失去了广大人民群众的支持。在我的有生之年，能够多为老百姓们做一点好事、实事，这就是我生命最好的延续！"

　　可见，在文建明的心中，他最害怕的事情就是没有太多时间去为百姓多做一些贡献，为整个社会多做一些奉献。为此，文建明下定决心要在有生之年竭尽全力奉献自己的一切。

　　2006年的一个非常寒冷的夜晚，刚刚从医院的手术室回到镇办公室没多少天的文建明，喊下属唐三来他的办公室，一边口述一边让唐三打字，将自己呕心沥血的结晶《创新运行机制提高执政能力——城南镇乡镇机制改革小结》打出来。

一旁的唐三非常感慨，他后来对别人说："文建明这分明是在与死神赛跑。"

从被确诊为肝癌患者之后，六年时光就这样在不知不觉中匆匆流失，而在这六年里，文建明的身体在动过 19 次手术之后依然焕发着勃勃生机，他创造了生命的奇迹，他再次证明：心有多坚，生命之路就有多长。

在创造了生命奇迹的同时，文建明也在城南镇创造了奇迹。在他的带领下，城南镇政府为当地经济发展制定了新的规划：把农村产业培育定位在发展小葱、蒜苗等"佐料产业"和商品蔬菜上。结果这一因地制宜的科学发展规划随着逐渐落实，城南镇的蒜苗和小葱等农作物的种植达到了 5000 多亩，成了营山大部分市场的供应基地。

2009 年，城南镇居民的人均年纯收入比 2002 年翻了三番，达到了 6080 元。现在的城南镇已经大变样，一栋栋漂亮的新房子出现在居民的生活中，一条长 14.7 千米、宽 4.5 米的水泥路仿佛文建明创造的"生命之路"一样环绕着秀丽的城南镇。

然而，文建明最后还是没有能够战胜癌症，2014 年 1 月 25 日，这个忙碌的伟大灵魂终于安息了。

宋朝著名词人辛弃疾，曾经因为没有能够完成自己的梦想而感叹："了却君王天下事，赢得生前身后名，可怜白发生！"和辛弃疾相比，文建明是幸运的，他在有生之年做了很多事，也赢得了很多生前身后的荣誉。

当然，这些对于文建明都不重要，对于文建明来说，他不希望在病床上孤独地等待死亡的降临，他要用伟大的意志，让自己最后的时光充满价值。最后，他终于做到了。

孤独的征服者迎来荣誉

我决定在独立和贫穷中度过我所剩下的不多的时日，竭尽心灵的全部力量砸断舆论的枷锁，勇敢地去做我觉得好的事情，毫不顾忌别人的毁誉。

——卢梭

"生命就像一盒巧克力，结果往往出人意料。"

这是电影《阿甘正传》中的一句台词，也是被很多人用来激励自己的一句格言——当我们陷入困境之时，当我们孤独无依之时，你就去做一个孤独的征服者吧！总有一天，你会惊奇地发现：原来最终的结局并不是最初预想的那样，这是阿甘教给我们的。

影片的一开场是一片羽毛在银幕中孤独地摇曳，它穿过风、穿过人流、穿过大街，最后落在了阿甘的脚边，被他捡起来随意的夹进了手中的书里。

一切都是那么漫不经心，可是在这平和与随意的背后却预示了阿甘的一生——他就像那一片孤独的羽毛，看似漫无目的地在飞扬，可是他最终却成为了一部经典而又传奇的励志故事。

阿甘是一个天生残疾的孩子——智障儿童，这也就注定了他的孤独，因为其他孩子只会嘲笑他，而不愿意和他结成朋友。

从阿甘有记忆起，他就不能像别人一样自由地奔跑，他的那两条腿就像两条枷锁，锁住了属于他的自由，他只能孤独地一个人玩耍。

为了让阿甘能够像别的孩子一样自由地走路自由地奔跑，他的母亲带他到医生那里去做了一个绑在腿上的金属支架，强行纠正他的腿形。

影片中，此时天真无邪的阿甘突然在金属支架上变的失落起来，失落是因为金属支架带给了他很大的痛苦，几乎每走出一步他都要在疼痛与别扭中完成。但是，他几乎没有抱怨，因为他根本想不到去抱怨，他只是按照母亲要求的去做——一步一步走下去，总有一天痛苦会结束，当痛苦结束的那一天，就是你可以自由奔跑的那一天。

很快阿甘就告别了带给他痛苦的金属支架，因为那句给他自由奔跑的命运谶语已经在画面中响起："跑，弗雷斯，快跑!"当几个坏孩子在追打他的时候，一块玩儿的小女孩向他喊出了这句话。

于是，阿甘开始奔跑，他歪歪扭扭地奔跑着，跑着跑着他的步伐开始矫健，他奔跑的速度开始提升，他战胜了上帝，重新夺回了自己自由奔跑的权利。

上帝给了阿甘过低的智商和不健全的双腿，也给了他像深渊一样多的孤独，可是上帝却没有给他一颗感知痛苦的心，他的一生中只有肉体上感到过痛苦，可是他的内心从来就不知道痛苦为何物——上帝真是公平的！

懂事之后，尽管阿甘经常被嘲笑，尽管阿甘没有什么真正的朋友，尽管阿甘很孤独，但这个从来就感受不到真正痛苦的阿甘，却开始成为人们心目中的英雄。

于是，当很多人在痛苦中沉沦的时候，孤独的阿甘却像“傻子”一样开始了他的长跑人生。获得了自由奔跑权利的阿甘跑过橄榄球，跑过硝烟弥漫的战场，跑过整个美国……

影片中最难忘的人物无疑要数丹中尉了，因为他和阿甘是两个截然相反的人物，一个被痛苦征服，一个征服了痛苦。

在越南战场上，阿甘救出了丹中尉，可是他却迎来了丹中尉长久的怨恨，因为丹中尉是一个能够感受到真正的痛苦的人。当他被子弹击中之时，他想到的是在战场上死去，这对于他来说是一种最好的选择，军人不就应该以死在战场上为最大荣耀吗？失去双腿的丹中尉觉得自己没有死在战场上是一种耻辱，他痛恨阿甘，痛恨那个“傻子”让他在苟延残喘中活下去。

可是，阿甘给了一个丹中尉认为最差的选择：活下去，即使失去了双腿，即使从此受人怜悯，即使以后与孤独为伴，也要活下去，因为活下去才是最大的荣耀。

令人感到温暖的是，在酒精和女人中沉沦的丹中尉，却并不是真正从内心深处怨恨阿甘，相反，还是非常感激阿甘的——他之所以沉沦，不是因为活着，而是失去双腿的痛苦与不被社会认可的孤独焦躁，遮住了他头脑中的理性。

所以，当丹中尉的女友骂阿甘是"傻瓜"的时候，他内心深处对于阿甘的感激尊重与大脑中被遮掩的理性都在一瞬间爆发，他对女友大发雷霆，但是他怒骂的却不仅仅是自己的女友，更多的是沉沦中的自己。

这是丹中尉人生的一个转折点，此后，他和阿甘一起去捕虾，一起战胜了风暴，最后发了大财。

即便是发财之后，即便是成为百万富翁而赢得别人的尊敬之后，阿甘依然是孤独的，因为他自身的智力障碍，让很多人很难与他成为朋友。但这一切并不重要，重要的是他内心过得很充实。

影片的最后和开场之时极为相似，都是用一根羽毛在阐述着命运的真谛，那只永远感受不到痛苦与孤独的羽毛，又从阿甘的书里飞向了蓝天，开始了它新的飞扬之旅——人生就如这根羽毛，只要你能够征服痛苦，那么你就能够在人世间自由地飞扬！

孤独中，不可丢掉信念

我那微微的不安心绪有了一个目标，使之不再飘忽不定，并稳定了我的遐想。

——卢梭

不少人有这样的体会：在陷入不利处境时，他明明知道决不能放弃，但是因为孤独无助，因为失去目标，最后他们终于还是选择了放弃，佛罗伦丝就有过一次这样的经历。

佛罗伦丝是一名著名的游泳爱好者，之前她凭借惊人的勇气，成功横渡过许多常人不敢挑战的水域。这一次，她为自己设定了另一个目标：横渡卡塔利那岛到加州海岸，再创一项前无古人的纪录。

媒体很快得知了这个消息，报纸、电视纷纷报道，引起了几百万人的关注。大家都拭目以待，盼望着另一个奇迹在她身上发生。

7月4日早晨，佛罗伦丝如约出发了。跟着佛罗伦丝的其中一条船上，有她的母亲和教练在替她打气。

开头游的还算顺利，但糟糕的是，那天海面浓雾弥漫，海水冰冷刺骨。她奋力挣扎7个小时后，才渐渐感觉自己的身体暖和起来。不过 16 个小时后，她的嘴唇又被冻紫了。

更为糟糕的是，身在水中的她几乎看不到救援船，抬头眺望远方，只见眼前雾霭茫茫。她不知道自己游了多久，也不知道海岸离自己还剩多远。

这让她的心一下子没了底。现在还看不到海岸，看来自己这次是无法游完全程了。她这样想着，身体立刻就瘫软下来。

她再次暗示自己：我已经筋疲力尽，再也游不动了，连划一下水的力气都没有了。几次反复暗示后，她决定放弃了。

"把我拖上去吧！"她停了下来，满怀沮丧地对陪伴着自己的小艇上的人说。

大伙大吃一惊，忙鼓励她说："不要放弃，千万不要放弃，你离海岸只剩下不到一英里了，再咬咬牙坚持一下，就能创造一个新的纪录了。"

此时，佛罗伦丝感到很孤独，她感觉别人只关注自己的成功，而不知道她在水中所受的苦，于是她略显委屈地说："别骗我了，不可能只剩下一英里。若是一英里，我早就看到海岸了。我有些力不能支了，快把我拖上去！"

大伙怕她真支撑不下去，有生命危险，就没再继续劝，赶忙把浑身瑟瑟发抖的她从水中拖了上来。

每个人都替她感到惋惜，只是她仍在怀疑。小艇开足了马力向前行驶着，就在她裹紧毛毯喝了一杯热汤的工夫，褐色的海岸线就从浓雾中显现出来。

　　她惊呆了，简直不敢相信自己的眼睛。这个时候她才知道，大伙并没有骗她，自己距成功确实只有一英里了！

　　此时，海滩上站满了人，大伙都在期待又一个奇迹的产生，都在等待为她欢呼雀跃，而她却在仰天长叹，懊悔自己没能咬咬牙再坚持一下。

　　在接受记者采访时，她说："我真不能原谅自己。但如果我可以看到陆地，我就可以做到。"

　　其实，她之所以没有再创奇迹，不是因为自己身体虚弱，海水太凉，也不是浓雾让她看不到目标，而是败给了自己的信念。

　　什么信念呢？一种不游到对岸绝不停下来的信心、决心。不过，她很快就找到了问题的根源，知道自己为什么会功败垂成。

　　两个月后，她决定再试一次。巧合的是，那天的雾也很浓，但她知道雾的后面就是陆地。这一次，她成功了，不仅成为第一个横渡卡塔利那海峡的女人，而且还比男子用时纪录少了两个小时。

　　现实中，伟大的成功，其道路多是漫长的，而且陪你走的人，常常就只有你自己。在这个过程中，那些试图创造伟大的人，内心的孤独与煎熬是常人无法想象的。拥有信念，孤独地走下去，你就会获得成功；反之，则是前功尽弃。

　　所以，在前进的道路上，外界的困难、挫折，内心的孤独、煎熬都不重要，重要的是你打算以一种什么样的心态来对待它。

激情不灭，奋斗不止

有一种力量叫做激情，它能够让决心释放出更耀眼的光芒；有一种精神叫做奋斗不止，它能够让决心永远不"死"。

——卢梭

对于很多人来说，退休就意味着孤独岁月的来临，但有一位老人，用他的经历告诉世人，无论生命的任何阶段，只要你充满激情，你就不会孤独。

1974 年，他退休了，但是忙碌了一辈子的他，一旦闲下来，又会感到非常孤独。于是，69 岁那年，他又走出家门，蹬起了三轮车。

转眼 5 年过去了，已经 74 岁的他，还像一个激情满满的小伙子一样，在大街上欢快地蹬着三轮车。

可是有一天，一直很快乐的他却突然变得不快乐起来，因为他发现有很多的孩子读不起书，只能在贫困中浪费着他们的青春。

就在这时，他做出了一个在别人看来很不可思议的伟大决定：我要继续蹬下去，为了孩子们的未来而奋斗不止！

他刚做出这一决定，就立刻遭到了家里人的一致反对，但是最后还是他赢了，因为没有任何人能阻止他的激情！

做出这一决定之后，已经年近古稀的他，马上把自己近几年蹬三轮车存下的5000元"养老钱"拿出来，捐献给了那些读不起书的孩子，一部分成立了一个教育基金会。一部分捐献给了家乡白贾村的穷孩子们。

老人的决定令大家感到很好奇，但更好奇的还在后边。

1994年冬天的天津很冷，一个天还没有大亮的早晨，他儿子家的门就被人像擂鼓一样敲得"咚咚咚"直响。儿子耷拉着眼皮打开门的时候发现，站在门口的不是别人而是自己的父亲。

老爷子进门二话没说先倒了一碗水一口气喝干，然后拍了拍身上的灰尘说："我打算把你妈和我留下的那两间老屋给卖了，再贷点款开一家教育公司。"

儿子一听父亲的话并没有露出很意外的表情，因为他已经习惯自己的父亲这样做了，只是很随意地说了一句："爸，我就担心您年纪这么大了还……"

他乐呵呵地撂下一句："啥事没有，你们开口支持我办支教公司比给我买罐头、麦乳精强百倍。"

然后，他出门骑上自己的三轮车，伴着清脆的车铃声消失在寒冷晨雾中……

老人的义举得到了社会各界的大力支持。市长亲自给他在寸土寸金的天津火车站边上规划出了一块地皮，让全国第一家也是唯一的一家"支教公司"成立了。

开业典礼上，他用充满激情的声音告诉员工："我们办公司要规规矩矩挣钱，挣来的钱不姓白，姓教育。所以有一分利就交一分给教育，每月结算，月月上交。"他的这句话后来成了公司的宗旨，此后的十多年中他也一直在这一宗旨下努力经营着公司。

激情是世界上最有震撼力的力量，它不但能够让我们无视失败，更能够激励我们继续前行、奋斗不止。在公司成立之后，很多人都认为他将"退居二线"。可是他没有，因为他身上还有着未释放完的激情。

在公司成立之后，他的工作量比之前更大了，因为他要比之前作出更大的贡献。公司成立之后，他给自己定了新的工作量，一个月蹬三轮车必须挣到1000元。

当很多人问起他为什么不好好地做自己的"董事长"，怎么还比以前更辛苦的时候，他微笑着回答："我还是像以前一样天天出车，一天总还能挣回个二三十元。别小看这二三十块钱，可以供十来个苦孩子一天的饭钱呢！"

1999年，他的支教公司因为火车站整顿而被关停。那一天，老人站在只有7平方米的企业中失声痛哭，他知道自己已经不能再让支教公司"东山再起"了——我的身上还有无尽的激情，可再有激情的人也会老的，我已经没有太多的精力去尽情地释放我的激情了。

公司关闭之后，他依然还在街头蹬三轮车，尽管他已经 80 多岁了！

2001 年，已经 88 岁高龄的他，再也蹬不动三轮车了，可是还能动弹的他，依然用自己最后的精力释放着自己最后的激情：他在火车站给别人看车，然后将看车收来的毛票攒在饭盒子里，每攒够 500 元就捐给孩子们……

2005 年 9 月 23 日早晨，蹬了一辈子三轮车的他，终于获得永久的休息机会，因为他再也没有精力去释放自己的激情了。在他死后，有人做了一份粗略的统计：如果他每蹬车一公里能够挣到 5 毛钱，那么他从 74 岁起蹬车的路程相当于绕着地球赤道走了 18 圈，因为他总计捐献出了 35 万多元，圆了 300 个贫困孩子的上学梦。

老人去世后，网友在纪念白方礼老人的专题网页上如此评论："一个馒头，一碗白水，他曾如此简单生活；三百学子，35 万捐款，他就这样感动中国。"

平平淡淡的一句话，却透出不平凡的味道，读起来让我们泪流满面。

专注，不让孤独乘虚而入

我太专注于自己的激情，眼睛里只有索菲，甚至都没注意到自己已经变成了埃皮奈全家以及不速之客的笑柄。

——卢梭

周末，本来计划在家写点东西，吃完早饭后，坐在电脑前刚开了一点头，抬头发现窗外阳光明媚，突然想这么好的天气，待在家里未免有点太可惜了吧？不如喊几个朋友，一块儿到野外烧烤吧！

于是，赶紧打电话联系。联系了几个，人家都有事，最后只有一个表示有兴趣。两个人去也可以嘛！我赶紧关掉电脑，出去买肉串、木炭等物品。可是刚买了一部分，那个答应出去的朋友，突然说有事，去不了了。

我再打电话联系其他人，竟然都有事，没有一个能去。无奈之下，我只好提着东西，沮丧地回家了。

再次坐到电脑前，我却没有心思写东西了，就是感觉非常孤独，孤独得有些焦躁。这时，我突然想起了不久前看到的一段对话。

曾经有位学僧问禅师："师父，以我的资质，多久可以开悟？"

禅师说："十年。"

学僧又问："要十年吗？师父，如果我加倍苦修的话，又需要多久开悟呢？"

禅师说："得要二十年。"

学僧很疑惑，又问："如果我夜以继日，不休不眠，只为禅修，又需要多久开悟呢？"

禅师说："那样你永无开悟之日。"

为何越是关注，越不能开悟呢？这是因为一个人要想开悟，就需要把精力放在精进修行上，全身心地投入进去修行，这样才能取得最后的成功。而这位学僧一心只把精力放在修行结果上，实际上是偏离了自己进修的这个目标，结果自然是永无开悟之日。

这段对话的道理很容易明白，但在现实中做到却不易。在现实中，很多人常常信奉的是："随主流而不求本质。"在追求目标的过程中，常常丧失了自己的目的性，不追求最根本的目的，转而追求一些形式上的成功，其结果当然是不会取得成功。

此外，在偏离了目标之后，人的意志也会随之松懈下来，被其他诸如孤独、焦躁等情绪侵入，成为消极情绪的俘虏。

所以，如果你要想真正去成就一番事业，你要想不被孤独等消极情绪侵入，你就必须静下心来，脚踏实地，明确最根本的目的，学会专注，一步一个脚印地走下去。

不要成为孤独的失败者

我的改革并不仅仅局限于事物的外表上，我觉得还需要进行另一种改造，那就是观念上的、精神上的改造，也许这更痛苦、更有必要。

——卢梭

一花一世界，一木一浮生，一草一天堂，一叶一菩提，一砂一极乐，一方一净土，一笑一尘缘，一念一清静。

这是佛家对于人的心境的一种体悟，每一个人都有自己的心境，而每一个人的心境，也都是一个不同的世界。倘若遵照佛家的这种思想，此时你陷入孤独绝望之中，改变一下内心，可能一切都不会那么可怕了。

1943年，整个欧洲大陆战火纷飞，希特勒和他的纳粹军队将整个欧洲变成了人间炼狱。生活在波兰的一个小镇子上的德曼一家，开始了背井离乡的逃亡生活，这一年德曼只有十一岁。

逃亡的第九天，就在德曼一家跟着难民队伍迎着炽热的阳光艰难地向前行走的时候，他们的身边突然轰隆一声巨响，是德军的炮弹爆炸的声音。等到德曼醒过来的时候，发现自己正趴在神父玻尔的肩膀上，而自己四岁的妹妹正躺在玻尔教授的怀里——善良的神父玻尔，背着德曼抱着德曼的妹妹艰难地向前走。

自己的家人呢？不用问，显然被那颗该死的炮弹夺去了生命。明白了这一切的德曼，没有吭声，他只是静静地趴在神父玻尔的背上暗暗地流泪。

也许这种无声的流泪，比大喊大叫还要令人心痛。纳粹的魔掌随时会降临，父母又都离自己而去，对于一个只有 11 岁的孩子来说，他还能依靠谁呢？妹妹只有 4 岁，基本什么都不懂，自己孤独和痛苦时，该向谁诉说呢？

在漫长的孤独中，年幼的德曼一直在考虑自己该怎么办？因为看不到任何希望，他渐渐失去了继续活下去的勇气。

在思想激烈斗争了几个小时之后，德曼拍了拍神父玻尔的肩膀，示意自己已经清醒过来了。神父玻尔将他轻轻地放在地上之后，从怀里掏出一瓶罐头，里面只有不到一半的牛肉，这也是他们最后的食物。

"不，我已经不需要牛肉了，我一点都不饿，我不想再走下去了，麻烦你帮我照顾好妹妹，亲爱的玻尔神父。"德曼耷拉着脑袋说。

看着一脸漠然的德曼，玻尔神父突然收起脸上的温和，一脸严肃地说："不行，那是你妹妹，不是我妹妹，我虽然是上帝派来帮助人们的，但是这一次我决定违背上帝的意愿，让你带着你的妹妹抵达一个没有死亡威胁的世界。"

"不，玻尔神父，我希望你能够听我说说，我妹妹真的很需要你的帮助，算我乞求你了好吗?”德曼一脸诚挚地说。

但是，他的诚挚换来的只是玻尔神父的一个不屑的眼神，还有一句令德曼更感受到耻辱的话——“你就应该带着妹妹去投靠德国人，向德国人求饶，然后等待德国人像喂狗一样扔给你食物。”

看着玻尔神父远去的背影，德曼感觉自己的内心燃起了一团火，愤怒的火焰，他对着那个让他痛恨万分的背影喊道：“让上帝诅咒你吧，我会活得很好，我们都会活得很好，而且用不着德国人的施舍!”

德曼在喊完这句话之后，之前内心的孤独绝望消失了，他感觉自己坚强了起来，他下定决心，不论自己能够走多远，都要好好地照顾妹妹，这是他现在唯一支撑自己活下去的目标。

德曼背起妹妹跟着逃亡队伍继续前行。路上，为了有足够延续生命的食物，德曼便给那些有食物的人做“苦工”，帮助一些有食物的人背病人，或者给那些撤退下来的士兵扛武器，这样就能够得到别人给予的一点食物。

而不论是在背病人还是扛武器的时候，德曼都将自己的小妹妹抱在怀里，因为他心里没有别的想法，只有一个目标——活下去，将妹妹带到一个安全的地方。

目标本身就是一种信念，而这种信念要成为能够激发出生命力的力量之源，就需要源源不断的决心。

德曼在带着妹妹逃亡的路上，从来没有失去过决心，有好几次他都感觉自己快要坚持不下去了，但是他都克服了过来，因为他的决心让他没有屈服，更让他始终坚信：只要继续朝着原来的目标坚持下去，我就一定能够将妹妹带到一个没有孤独、没有硝烟、没有死亡，有着鲜花和食物的世界。

和千百个成功的励志故事一样，德曼最终获得了成功——十多天之后，他和妹妹随着逃亡的人流遇到国际红十字会，终于找到了一个可以安心栖身的世界。

就在德曼和妹妹躺在国际红十字会安排的大教堂里吃饭的时候，玻尔神父出现了。他说："很高兴看到你们，德曼，我没有说错，你会带着你妹妹抵达一个没有死亡威胁的世界，对吧？"

看着眼前一脸微笑的玻尔教授，德曼感到非常地愤怒，他正要大骂一番的时候内心突然咯噔一下："是啊，我得感谢玻尔神父，是他让我活到了今天，而且没有让我和妹妹失散，因为他改变我的内心。"

"你说得对，亲爱的玻尔神父，我现在非常肯定地告诉你，你真的是上帝派来的好人，真正的好人。"德曼抬起头一脸认真地说。

现实生活中，难免会遇到各种不幸，事业的失败、家人的离去，等等，在刚刚遭遇到这些不幸的时候，你也许会感到非常痛苦，非常无助，你会感到似乎上天在和你作对，如果你就此萎靡下去，那你就会永远地失败下去。而且因为失败，你更加不愿与人交往，从而更加封闭，更加孤独，你将在孤独与失意中度过余生。相反，如果你能够改变内心，你很快就会发现，你的人生依旧阳光灿烂！

活在当下，享受今天的生活

　　我那糟糕的身体常常会把我害得痛苦不堪，而且你也说不出你到底哪儿有毛病。但不管如何，我还是要学会去享受这美好的生活。

——卢梭

　　小优有一个漂亮的妻子，有一年冬天，小优去加夜班，出门时给炉子加了块煤，又关上了门窗。第二天回来后，发现自己漂亮的妻子煤气中毒死了。从此之后，小优活在无限的悔恨之中。

　　时间一天天过去，他一直不肯从那段感情中走出来，更无法接受下一段感情。一个人的生活充满孤独，他像一个没落的贵族一样，需要依靠回忆过去的"辉煌"，来慰藉他这颗受伤的心灵，来填充现在的心灵的孤独。

　　和小优一直沉湎于过去一样，小冬喜欢把希望寄托于虚无缥缈的未来。他认为将来总有一天，自己将飞黄腾达，到时候漂亮美眉会蜂拥而至。为此，虽然现在他已经40多岁了，依然不肯交女朋友，看到其他人成双成对，看到自己昔日的同学、朋友一

183

家人幸福地生活在一起，他只能孤独地等待着成功那一天的到来。

如果那一天真的能够到来，等待下去也未尝不可，毕竟很多大人物都有过这样的经历。问题是，他已经等了近20年了，而他距离成功还是很远很远。所以，他等待的那个成功，能否到来，真是一个谁也回答不上来的未知数。

很明显，无论是小优，还是小冬，都是不愉快的，都是孤独的，他们不知道过去和未来都是指望不上的，唯有快乐地活在当下，才最有意义。

很久以前，在一座荒废了很久的城池里，有一座双面神石雕像。一次，有位哲学家路过这里，看到了这座石雕。哲学家没有见过"双面神"，所以就奇怪地问："你为什么会有两副面孔呢?"

双面神回答说："有了两副面孔，我才能一面察看过去，牢牢地记取曾经的教训；另一面又可以瞻望未来，去憧憬无限美好的蓝图啊。"

哲学家说："过去的只能是现在的逝去，再也无法留住；未来又是现在的延续，是你现在无法得到的。你却不把现在放在眼里，即使你能对过去了如指掌，对未来洞察先知，又有什么具体的实在的意义呢?"

听了哲学家的话，双面神不由地痛哭起来，他说："智慧的先生啊，听了您的话，我至今才明白，我今天落得如此下场的根源。"

哲学家问："这究竟是怎么回事呢？"

双面神说："很久以前，我驻守这座城时，自诩能够一面察看过去，一面又能瞻望未来，却唯独没有好好地把握住现在。结果，这座城池被敌人攻陷了，美丽的辉煌全都成为了过眼云烟，我也被人们唾弃而弃于废墟中了。"

古希腊有位思想家说过，明天与昨天并不是"存在"的东西，而是"存在过"和"可能存在"的东西，唯有"存在"的今天，才最有意义。

过去已经像是发霉的面包，再回头看也已经没有意义；未来，像是鲜艳的花朵，但需要今天的热气来滋养。所以，任何懂得生活的人，都应该把握好我们能够把握住的"今天"，活好当下，享受属于我们自己的每一刻。

平淡的生活充满幸福

我从种种的浮躁中脱身而出，对万事置之不理，只求精神上安宁——这始终是我最感兴趣的事情。

——卢梭

年轻时，很多人都梦想过波澜壮阔，梦想过惊天动地，梦想过鲜花与掌声。尤其是刚刚毕业的那几年，很多人都有过羡慕，有过急功近利，有过彷徨不安，有过一切不能让心平静的因素。

但遇见的人和经历的事逐渐增多，才逐渐明白，激情也许会满足你一时的冲动，却不会满足你一生的幸福。随着不同的思想进入自己的脑海，在那儿不停地搅动，似乎在寻找一个融合的途径。最后，你终于找到了那个途径，即平淡生活。

不久前曾经看过这样一个寓言故事，很久以前，在一座大山上生活着一只小白兔。小白兔靠种青菜、萝卜为生，过着一种平淡清苦的生活。

而小白兔的邻居狐狸却不同，平日里，它从不到地里劳动，饿了的时候，它就今天到农夫家叼一只鸡，明天到牧人那里偷一只羊，因为顿顿都能吃饱，而且天天吃荤，因此，狐狸感觉自己的日子过得很好。

有一天，狐狸见到小白兔，看到小白兔在吃青菜，狐狸就告诉小白兔，自己天天都吃肉。听了狐狸的话，小白兔很羡慕。但等它听说狐狸是靠偷而得到食物时，它也就不再羡慕狐狸了。因为它认为，只有靠自己的劳动获得的食物，吃起来才是最香的。

看到小白兔如此"固执"，狐狸气愤地说："活该你天天劳动，却只能天天吃青菜!"

冬天来了，大雪封山，因为雪太厚了，狐狸根本无法下山，更无法偷鸡抢羊了。就这样，在瑟瑟的寒风中，狐狸被饿死了。

相反，因为提前储备了很多萝卜、青菜，所以大雪封山的时候，小白兔就躲在温暖的洞穴里，靠这些储备的食物，度过了严冬。

故事里的小兔子和狐狸，实际上也就是象征两种不同的人的人生。那些像狐狸一样，寻求刺激，需求不平凡，追求享受的人，最后可能是两手空空，甚至还要赔上性命。

而那些像小兔子一样，甘于平淡、甘于寂寞的人，也许他们不能开创伟业，也许他们不能名满天下，但他们的人生很幸福、很快乐。对于大多数人来说，有这样的人生不是已经很美好了吗?

平淡生活，并不是无欲无求，碌碌无为，而是抛却所有杂念，抛却那些不现实的追求，在自己准备好的人生规划上，一路前行，勇往直前，去掉那些无谓的羡慕、彷徨和迷茫，珍惜现在的生活，并在现有的生活中按照自己想要的生活，偶尔加点调味剂，享受那份美好和幸福。

美丽的梦，让你的平淡闪光

尽管我一生遭遇了太多的挫折，但对自己命运的任何担惊受怕，都没有干扰我的这些梦想。

——卢梭

多年前，有一位名叫薛瓦勒的乡村邮差，每天徒步奔走在乡村之间。可以想象，这是一件多么枯燥无味的工作；可以想象，邮递员每天一个人来回穿梭，是多么孤独；也可以想象，干这样一份工作的人，一辈子注定会平平庸庸，难有大的作为。

有一天，孤独的邮递员在崎岖的山路上漫不经心地走着，不小心竟然被一块石头绊倒了。他起身，拍拍身上的尘土，准备再走。可是，就在这时，他突然发现绊倒他的那块石头的样子十分奇异。

他拾起那块石头，左看右看，便有些爱不释手了。于是，邮递员就把那块石头放在了自己的邮包里。

村子里的人看到他的邮包里除了信之外，还有一块沉重的石头，感到很奇怪，人们好意地劝他："把它扔了，你每天要走那么多路，这可是个不小的负担。"

189

邮递员取出那块石头，不仅没有扔掉，反而充满自豪地炫耀着说："你们谁见过这样美丽的石头？"

人们都笑了，说："这样的石头山上到处都是，够你捡一辈子的。"

大家的话不但没有打消邮递员的激情，反而激发了他的一个梦想。他回家后疲惫地睡在床上，突然产生了一个念头，如果用这样美丽的石头建造一座城堡那将会多么迷人。

有了这个梦想之后，他每天一边送信，一边捡石头。因为有了这个额外的爱好，一份单调的送信工作变得有趣了起来。

坚持了一段时间之后，邮递员捡回了一大堆奇形怪状的石头，但距离建造一座城堡还远远不够。于是，他开始推着独轮车送信，只要发现他中意的石头，都会往独轮车上装。

从此以后，之前非常悠闲的他，再也没有过上一天安乐的日子。白天，他是一个邮差和一个运送石头的苦力；晚上，他又是一个建筑师，他按照自己天马行空的思维，来垒造自己的城堡。

一开始，大家对于这个邮递员的行为感到不可思议，认为他的精神出了问题。然而，他不为所动，每天孤独地去追逐自己的那个梦。

时间一天天过去，他距离那个梦越来越近。

转眼20多年过去了，在这漫长而又忙碌的20年里，邮递员不停地寻找石头、运输石头、堆积石头。渐渐地，人们发现在他的偏僻住处，出现许多错落有致的城堡，有清真寺式的，有印度神教式的，有基督教式的……

那个时候，当地人并没有感到这些建筑有多么值得称道的，他们只是知道有这样一个性格偏执沉默不语的邮差，在干一些如同小孩子筑沙堡的游戏。

事情的转机出现在 1905 年，那时法国一家报社的记者，偶然经过这里，发现了这群低矮的城堡。不用问，这里的风景和城堡的建筑格局，都令这位记者叹为观止。

为此，他写了一篇介绍薛瓦勒的文章。文章刊出后，薛瓦勒迅速成为新闻人物。每个人看到这篇文章后，大脑里都忍不住会出现这样一幅画面：一个平凡的邮差，日复一日地穿梭在宁静秀美、古朴苍茫的乡村。生活没有波澜，也没有奇迹，就像脚下的小路，蜿蜒却没有意外的景致。就这样，在不知不觉间，一个美轮美奂的宫殿奇迹地诞生了！

于是，许多人都慕名前来参观城堡，连当时最有声望的著名的毕加索，也专程参观了薛瓦勒的建筑。

后来，这个城堡成为世界现代艺术史上一件独特的艺术品，成为法国最著名的风景旅游点之一，并于 1969 年被批准成为文化遗产，它也因建造者的名字而被叫作"邮差薛瓦勒之理想宫"。

在城堡的石块上，薛瓦勒当年的许多刻痕还清晰可见，有一句就刻在入口处一块石头上："我想知道一块有了愿望的石头，能走多远。"据说，这就是那块当年绊倒过薛瓦勒的神奇石头。

　　一个平凡的有了愿望的石头，能够走多远呢？这位像一块石头一样平凡的邮递员，用他的行动给了后人最动人、最有力的回答：不管你多么平凡，只要你有梦想，并敢于孤独地坚持自己的梦想，那么你所能成就的是常人无法估计的。

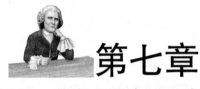

第七章
坚守孤独，因为它最接近成功

　　我希望，伯尔尼人别再想着打扰我的安宁，让我在孤独之中能安安生生的，这也是我安心工作所必需的。我真恨不得能被他们的意志而非自己的意愿给囚禁于这种孤寂之中，那我也就可以放心，无需看到自己受人惊扰了。

——卢梭

　　人生如茶，历经沉浮，方能散发清香；历经挫折，才能蓄积力量。但这并不等于说，那些经历过沉浮、挫折的人生，就是成熟的人生。因为，一个人在历经沉浮、挫折之后，还要懂得沉淀，让生命在寂寞中沉淀出智慧，历练出心志，培养出品格，积蓄起崛起的力量。只有这样，才能有后来人生的美丽绽放。

有一种成功，叫耐得住寂寞

只有在这些孤独的沉思中，我所展现的才是真正的自我，才与我无忧不羁的天性相吻合。

——卢梭

"我要让所有轻视我的人后悔，我将成为帮助球队获胜的人"——这是一句诅咒，有着不服气也有着不甘心，但更多的是一种寂寞的味道。发出这句诅咒的人叫做吉尔伯特·阿里纳斯，他是美国及加拿大职业篮球联盟选秀史上最大的黑马，从末轮新秀中走出来的天皇巨星。

2001 年的选秀大会上，当时还是一个毛头小子的阿里纳斯，心情和其他参选的球员一样紧张，但是他的内心并没有其他球员那么忐忑，因为参选之前他就被媒体预测为肯定会在选秀第一轮被选走。可是令阿里纳斯想不到的是，那天晚上上帝和他开了一个不大不小的玩笑——所有的媒体都预测失灵，首轮三十位新秀中没有那个叫阿里纳斯的年轻人，他的名字最终出现在末轮第31 位，选中他的是金州勇士队。

在那个失意的选秀夜晚，从小就以永不服输而著称的阿里纳斯放声大哭，因为他怀才不遇，但也有更多的可能是因为命运的轨迹，也许那时的阿里纳斯第一个想到的是他的父亲，那个在好莱坞跑了一辈子龙套也没有成为明星的男人——NBA末轮新秀从一开始就被视之为龙套球员，如果命好能成为一个成功的角色球员就不错，如果命不好随时都有可能被裁掉，连做一个龙套球员的机会都没有。

值得一提的是，2001年选秀之夜，手握状元签的人就是"篮球上帝"乔丹，作为奇才队小老板的他选择了那个当时潜力无限日后被称为美国及加拿大职业篮球联盟历史上最"水"的"水货状元"夸梅·布朗。而在几年之后，奇才队以一亿多美元的价格从勇士队"劫"走了乔丹根本看不上的阿里纳斯。当然，在那个选秀之夜，NBA的所有球队主教练和总经理都没有在第一轮瞥过一眼阿里纳斯，这是一件让他们后悔终生的事情。

以末轮新秀的身份进入美国及加拿大职业篮球联盟之后，阿里纳斯不出意外地成为一名"饮水机管理员"，每场比赛坐在板凳席的最末端，守着饮水机看主力们打球，他连做一名替补"龙套"的资格都没有。从来都是将篮球视作生命的他，看着队友在场上奔跑跳跃，他的内心充满了失落，但是他并没有抱怨，因为他知道自己还没有证明自己。

不能上场打球的日子注定是寂寞的，虽然每一场比赛都不缺少掌声和欢呼声，但是那一切都是属于主力球员们的，和他这样的"死龙套"是不相关的。所以，他每天都是球队训练馆里来得最早的，也是走得最晚的球员。在寂寞的日子里淬炼着的他只有一个目的——不能通过比赛来证明自己，那么就通过训练来证明自己。

寂寞的日子总是漫长的，但是阿里纳斯没有想到寂寞会笼罩他那么长时间，新赛季的前40场比赛他都是在板凳席上度过的。他好像已经被教练遗忘——教练遗忘了还有个叫做阿里纳斯的新秀正坐在离他最远的地方等待着他喊出"阿里纳斯"这个名字。

寂寞是成功的"副作用"，它带给人煎熬，总是让人在距离成功不远的地方悄无声息地放弃，所以成功的人都是耐得住寂寞的人。此时依然在"寂寞日子"里苦苦训练的阿里纳斯终于看到了那一束自己期盼已久的曙光，尽管这束曙光透露着悲情色彩。当时勇士队的当家防卫拉里·休斯不幸受伤，主教练在无防卫可用的情况下只能派球队备用防卫阿里纳斯出场"救火"。

终于等来了出场机会的阿里纳斯立刻成功地扮演了球队"救火队员"的角色，在2001—2002年新秀赛季的最后几十场比赛中场均拿下近11分、2.8个篮板、3.7次助攻和1.47次抢断的漂亮数据，成为球队场上的"指挥官"。成功上位之后的阿里纳斯在职业生涯中的第二个赛季就迎来了大爆发，他以场均18.3分、4.7个篮板、6.3次助攻和1.5次抢断的惊人数据成为美国及加拿大职业篮球联盟赛场上火力最强的控球后卫之一，并荣膺当年的"美国及加拿大职业篮球联盟进步最快球员奖"。

此后的阿里纳斯更是一发不可收拾，让当初那些不看好他的球队主教练和总经理在大跌眼镜之余也后悔莫及。新秀合同结束之后，成为美国及加拿大职业篮球联盟顶级控球后卫的他已经让勇士队管理层伤透了脑筋，因为按照当时美国及加拿大职业篮球联盟的规定：末轮选中的球员在新秀合同结束之后最高只能从被选中球队拿到一份中产合同，而这个规定刚好从阿里纳斯开始，因此被称之为"阿里纳斯条款"。由于勇士队只能开出一份中产合同，身价早已过千万的他最终在多个球队追逐下"花落"奇才队，当初那个手握状元签而放过阿里纳斯选择"水货状元"夸梅·布朗的球队。

　　2004—2005年赛季，阿里纳斯已经与队友贾米森一起出现在当年的全明星赛场上，这是自1987年杰夫·马龙和摩西·马龙离开之后，奇才队历史上再次有两个球员共同出现在全明星赛上。2005—2006年赛季，阿里纳斯以场均29.3分的表现排名NBA得分榜第四位，这时的他成为当之无愧的天皇巨星。2006—2007年赛季对阵湖人的比赛中，阿里纳斯对着现役"篮球上帝"科比砍下了惊人的60分。2008年夏天，阿里纳斯与奇才队签下了6年一亿一千一百万美元的巨额合同，成为美国及加拿大职业篮球联盟中仅有的几位"亿元先生"之一……

　　从不被看好而跌落进末轮的新秀再到将板凳差点坐穿的"饮水机管理员"，直到成为现役美国及加拿大职业篮球联盟的天皇巨星。阿里纳斯这一路走来可谓是非常地不容易，如果他在比赛生涯的前四十场比赛之后耐不住寂寞的话，那么他根本就不可能成为现在的"亿元先生"——世界上有一种成功，叫耐得住寂寞！

孤独中，不要轻言放弃

我想使她永远不放弃自己的恒心，让她感到幸福生活的真正
魅力究竟是什么，并尽我的可能让她生活幸福。

——卢梭

登山不惧山高，入林不惧林密，危机越多，乐趣就越多。这
是野外探险爱好者莫菲，常挂在嘴边的一句话。十几年来，他一
次次挑战极限、超越自我，征服大小困难无数，从未在征程中退
缩，也从不会在挫折面前沮丧、失落。

莫菲的好心态，来自于一次探险经历。那么，这次探险途中
到底发生了什么呢？

原来在一次外出探险途中，他一不留神，掉进了一个冰洞。
他深知不仅洞内就他一个人，冰洞外的一切，也是荒无人烟、冰
天雪地，他陷入了巨大的孤独之中。现在，能帮自己的人只有自
己，能出来的唯一方式就是从下面爬上来。

认清了现实之后，他决定靠自己的努力爬出去！上下打量一
番后，他决定徒手爬出。一出手才知道洞壁真是太光滑了，手扣
住一个地方，脚稍一用力就会掉下来。每次不是手滑下来，就是

脚下无处可蹬。

开始他没有灰心，觉得自己有这个实力，定能从里面爬上来。就这样，他试着从洞的四周不同地方用不同方式向外攀爬，结果还是不行。他知道再这样爬下去除了消耗体力外，一点用处都没有，与其这样白白消耗体力，还不如坐下来好好想想有没有其他办法。

危急关头，有决心的人总是会不断寻找出路，没决心的人只会听天由命、坐以待毙。莫菲显然是一个有决心爬出冰洞的人，他坐在一个地方，低头冥思，脸上没有丝毫慌乱与不安，突然他眼睛一亮，像是想到了什么。

原来是身后行囊中有段绳索，他脸上掠过一丝微笑，似乎这下爬出去就没问题了。于是，他马上放下行囊，从中将绳索找了出来。绳索一端有钩子，把它扔到洞外后，若能挂住什么东西，他就可以顺着绳子爬上去了。

行动开始了。他将绳子的一端绑在手腕上，另一只手将带钩子的那头朝着洞外的一个方向扔去。他小心翼翼地拉动绳索，相信钩子一定会挂在什么上面。结果钩子什么都没有挂住，又落到了洞里。

大概是没有扔对地方，可以换个位置再试下。他头脑冷静，没有丝毫慌张，眼神中更是充满了百倍信心。就这样他试着从不同位置用不同力量将钩子一次又一次扔出，糟糕的是钩子始终什么东西也没有挂住。

尽管还在一次次不停地扔着，但他的心里却隐隐生出了一些不安。他心想，这次自己不会真出不去了吧。他很清楚，若是出不去就必死无疑，因为坐等人救助是根本不可能的，这样的天气，这么个地方，是不会有人经过的！

与其在这干坐着，还不如做点什么。要想活命就不能停下来，而要想出去就必须让钩子挂到东西，然后自己顺着绳子爬上去。此时他所需要的不是侥幸，而是不言放弃的决心和相信好运会降临到自己头上的信念。

想到这，他打起精神，又开始行动了。对很多人来说，当坚持无法让自己看到希望时，绝望就会随之而来，放弃自然也是最明智的选择。而他却一次又一次地重复着那个单调的动作。

一连五天，他从未间断，一直不停地重复着。因为他知道，这是自己活下来的唯一希望。然而到了第六天，他开始有些躁乱不安了，心被绝望情绪包裹着，无法驱除。尽管还在不停地扔—拉着，但一切行为都显得那么机械。

已经掉进冰洞第六天了，饥饿、寒冷、孤独、绝望，一切都到了极限。他脑海中不断浮现曾经的辉煌，而此刻却变得如此暗淡无光。还有等待自己早日归来的家人、朋友，他们似乎离自己很近，却又像是远在天边。

突然间，钩子像挂住了什么东西，正处于精神恍惚状态的他猛然清醒了过来，一颗心提到了嗓子眼。他小心用力拉了拉，果不其然，钩子好像挂在了什么上面。六天来，他已经记不清自己到底期待这一时刻多少次了。

就在他觉得快要挺不住的时候，就在所有的信心和决心都将燃烧殆尽的时候，奇迹出现了。整个冰洞也一下子在他眼中变成了另一番样子，不再是死气沉沉，而是到处充满了兴奋、快乐和自由。

他眼睛里充满了泪水，泪水中闪着幸福的光。他抖擞精神，整理好行囊，爬出了冰洞。但此时，他最想知道的是，钩子到底挂住了什么？令他吃惊的是，在离洞口两米远处，一个拇指大小的小洞救了他。

面对这样小的概率，很多人会选择放弃，因为在那样的概率中，寻找那个不可能出现的奇迹，简直有些匪夷所思。然而尽管坚持未必成功，但放弃一定失败。

对于陷入危机中的孤独者来说，要有寻找并找到那个小洞的决心和勇气。而不是在危机中惶恐不安，轻言放弃。想追求卓越，想挑战自己，想在孤独绝望中找到希望，就要有一颗不甘放弃的心。

在孤独等待中，我们可以焦虑、紧张、慌乱、恐惧，唯独不能裹足不前，生出放弃的念头。一个人，若想战胜危机、超越孤独，就不要轻言放弃，而是要有一股不向命运妥协，决不放弃的精神！

在孤独中，默默为成功积蓄能量

也许是我感到生命终结是件美事，也许我内心深处潜藏着一线活下去的希望，等待死亡并没有减少我对研究的兴趣，反而好像更加激发它，我急切地为去另一个世界而积累点滴知识，仿佛我认为能带走的只有这点知识。

——卢梭

在广袤的非洲草原上，生长着一种尖茅草。在最初的半年里，它是草原上最矮的草，只有一寸高，人们甚至看不出它在生长。半年旱季，大概只会生长 3~5 寸。

但半年过后，在雨季到来之际，尖茅草就像被施了魔法一样，以每天 0.5 米的速度向上疯长，仅用三五天的时间，就能长到 2 米高，从而成为最高的"草原之王"。

前期看不到生长，半年后却长势神速，到底是什么原因？

人们惊奇地发现，尖茅草在干旱的前半年时间里，在默默地长着根部。在长达六个月的时间里，尖茅草的根部长得超过了 28 米，它无声无息地为将来做着准备。

一旦雨季到来，那长长的、发育旺盛的根，拼命地吸吮着泥土里的水分，滋养着整棵草的生长。用 28 米长的根，来供养出 2 米高的草茎，这就是尖茅草的故事，也是大自然厚积薄发的智慧典范。

尖茅草如此，大自然如此，人世又何尝不是如此呢？

有个男孩名叫二月河，从小就胸怀大志，可是进了部队之后，却只当了工程兵，每天都要沉到数百米的井下去挖煤，听到脚下的黑水哗哗作响，抬头不见天日，他忽然感到一种前所未有的悲凉，天天干这些，何时才有出头之日呢？

但二月河并没有就此放弃理想，每天从矿井下班之后，当别的战友早已经进入梦乡时，他则躲在被窝里，用手电筒照着看书。那时候书很少，所以他能找到的书都被他翻遍了。

后来团里办了图书馆，他就一头扎进书堆里，成了"书虫子"。早晨出操时，大家见不着他，团长见到他抱着书呼呼大睡，揪着耳朵拉到训练场，如此三番五次，团长也就不再管了，任他"吃"书去。

二月河看书很杂，既读了《古文观止》《聊斋志异》等名著，还读了《棋经十三篇》等一些看似无用的闲书。

二月河为何这么喜欢读书呢？其实，此时的二月河心里既没有明确的方向，也没有远大的目标，他只知道，如果自己再不努力，这辈子就完了。以当时的条件，除了读书，实在找不出更好的办法来改变自己。

后来，部队"破四旧"，把所有图书都拉到操场上焚烧，二月河非常心疼，就偷偷从火海中扒拉出《辞海》和《莱蒙托夫诗选》，偷偷藏进怀里。以后没有其他书可读了，二月河就读《辞海》。靠着对书的热爱，他硬是把那本非常厚、非常枯燥的《辞海》读了一遍。

有一段时间，二月河突然对古文产生了兴趣。当时，二月河所在的部队驻地附近，有一些破庙残碑，二月河就利用空闲时间，用铅笔把碑文拓下来，带回宿舍潜心钻研。

古代碑文，不仅晦涩难懂，而且没有标点，没有注释，学习起来非常困难。但二月河并没有被困难吓倒，他反反复复地研究，终于"吃透"一个又一个碑文。不知不觉中，二月河的古文水平有了质的飞跃。

也许在当时，就连二月河自己也没想到，自己这种漫无目的的自学，为自己日后的事业打下了坚实基础。

转业到地方之后，二月河又认真研读了中国古代小说的顶峰《红楼梦》。《红楼梦》内容博大精深，很多人皓首穷经一辈子，也没有能够研究出什么成果来。但这个二月河因为在部队中积累了扎实的学问功底，所以一接触《红楼梦》后，进步飞速，很快被吸收为全国红学会会员。

在一次红学会上，有学者叹惜："康熙在位 61 年，诗文、音乐，样样精通，治国有功，却没有文学作品来表现他。"

这时，二月河像在部队点名喊立正一样，"腾"地站了起来："我来写！"

一项浩大的写作工程启动了，这时他在部队打下的扎实的古文功底，终于派上了大用场，在研究第一手史料时，他几乎没费吹灰之力。1986年，他的第一部长篇历史小说《康熙大帝》，横空出世了。

紧接着，他又陆续写出了另外两部长篇巨著——《雍正皇帝》和《乾隆皇帝》。

多年来，二月河的书一直深受读者喜爱，好评如潮，图书多次重版，多次改编为影视作品，台湾、香港等地已出版了帝王系列的中文繁体字版，美国、日本、加拿大等地，凡是有华人的地方，都知道了二月河。

一分耕耘，一分收获。二月河在部队刻苦读书的经历，与尖茅草前几个月默默长根是一样的，都是在默默地为成功积蓄能量，只为在最后一刻华丽绽放。只有前期积蓄的能量越多，后期绽放的才能越美丽、越持久！

孤独，可以磨砺一个人的心志

这些特殊的磨难经历，铸就了我那种不屈服的高傲性格，使得我此后的一生之中，都为之受益。

——卢梭

在一片巍峨的大山深处有一座寺庙，庙内有个小和尚，从小就在这里出家为僧了。

每天小和尚都很忙碌，清晨，他要早早起床，接着担水、洒扫、做早课，然后，他还要到寺后十多里外的市镇上，购买寺中一天所需的日常用品。回到寺庙之后，他还要干些其他杂活，晚上再读经到深夜。

时光如梭，转眼十多年过去了，小和尚这样日复一日地忙碌着。

直到有一天，小和尚与其他和尚聊天，他才知道，其实其他和尚过得都比较清闲，唯独自己每天忙个不停。

一个明显的例子是，其他和尚大都不用出去采购物品，即使偶尔被派出去购物，也是到山前的那个市镇。去那个市镇，不仅路途近，而且道路平坦。

于是，小和尚带着一脸困惑地去找方丈，问："为什么别人都比我轻松自在，而我却要干个不停呢?"

方丈低吟了一声佛号，微笑了一下，却没有任何回答。

第二天中午，当小和尚顶着烈日，扛着一袋小米从后山回来时，发现方丈正站在寺的后门旁等着他。

接着，方丈把小和尚带到寺庙前门，坐在那里闭目不语。小和尚不了解方丈是什么意思，只好站在旁边默默地等着。

几个小时过去了，只见前面的山路上出现了几个小和尚的身影，当他们发现方丈坐在寺庙门口时，都吃了一惊。

方丈和蔼地问那几个小和尚："一大早你们几个就出去采购物品，前山的集镇道路平坦，距离又近，你们买的物品又不重，你们为何到现在才回来?"

那几个小和尚说："师父，我们感觉路也不远，就一路上说说笑笑，看看沿途风景，所以不知不觉就来晚了。十多年来，都是这样的啊!"

这时，方丈又问身边侍立的小和尚："寺后的市镇路途遥远，翻山越岭，山路崎岖，你又扛了那么重的东西，为什么回来得还要早些呢?"

小和尚说："每天在路上，就我一个人，无论东西轻重，也没有一个人帮助我。想着早去早回，所以一路就没敢耽搁，十多年了我已养成了习惯。"

听了这些话后，方丈微笑着说："人多了，道路平坦了，大家的心反而不在目标上了。只有在坎坷的路上，一个人孤独地行走，没有人可以依靠，才能磨炼一个人的心志啊！"

过了一段时间，寺庙对寺内小和尚进行一次考核，无论是体力、自控力、毅力，还是对经书的悟性，小和尚都远远领先其他小和尚。于是，这名小和尚被挑选出来，承担了一项特殊的使命——西去取经。当然，这个和尚就是人们熟知的玄奘法师。

因为有了之前十多年的孤独磨炼，玄奘法师意志坚定，在此后西去天竺的途中，尽管遇到了水阻山隔、艰险重重等多种考验，他依然成功完成了取经大业。

有人说，种下一种行为，收获一种习惯；种下一种习惯，收获一种性格；种下一种性格，收获一种命运。

在现实生活中，我们做出一种积极的行为不难，难的是我们能够把这种行为变成一种习惯。因为这种转变的背后，需要我们默默地、长期地坚持，在这个过程中，我们要抵制各种诱惑，也要承受难以想象的孤独。

如果我们能够忍受这一切，勇敢地坚持下去，那么我们的心志也就得到了锻炼，一个美好的命运，就将向我们招手。

所以，日本有位著名企业家这样鼓励世人：艰难困苦、孤独坚持、悲欢离合这些人生体验，像砂纸一样砥砺着我们的心志。当人生谢幕时，我们的灵魂只要能比开幕之初高尚一点点，我们就算活出了价值，就算不虚此生。

有些工作，需要在孤独中完成

在隐退中所作的沉思，对大自然的研究，对宇宙的冥想，使每一个孤独的人不断地向造物主奔去，并怀着微微的不安去探究他所见到的一切和这一切事物的起因。可是当我再度被命运抛到这世间的急流之中时，我再也寻觅不到可以慰藉我心灵的任何东西了。

——卢梭

又是一个毕业季到来了，很多条件优秀的学生，早已经瞄准了某著名电器公司。这是一家跨国公司，不仅福利待遇好，而且员工个人发展空间大，如果能够进入这家公司，就等于进入了人生的快车道，几年之后，就可以把同届的那些同学远远地甩在后面。

公开招聘的日子终于到来了，来应聘的达到上千人，而公司今年只招聘6人。狼多肉少，每一个应聘者都感到压力很大。

公开招聘是在早上8点，设在一个大会议室里。公司将应聘者的名单分别贴在会议室的椅子上，让他们在自己的座位上静静地等待。

可是，一个小时过去了，不见公司派人来招聘；两个小时过去了，还是没有人来……本来经过精心准备的这些应聘者们，逐渐坚持不住了，他们有的开始大声喧哗，有的开始频繁走动，整个会议室由安静变得嘈杂起来。

中午时分，依然不见招聘人员的身影，很多应聘者坚持不住，纷纷离开。他们心想："整个上午都没人来，中午肯定也不会有人，总不能让我们空着肚子等吧。"

没过多久，会议室里便只剩下五个人。这五个人除了中间去过厕所外，一直坐在自己的座位上，要么深思、要么看书……他们的与众不同显得很是孤寂。

就在这个时候，公司的招聘者现身了，将剩余的五个人全部录用。

这家公司为何如此看重能够耐得住寂寞的人？这是因为成功的道路上既充满各种考验，也充满各种诱惑，一个人如果耐不住寂寞，就很容易被考验吓到，或者被诱惑俘虏，而半途而废。

宋代文学家苏轼所说："古之成大事者，不惟有超世之才，亦必有坚忍不拔之志。"坚忍不拔之志，实际上就是要坚持，要长久地坚持，和时间比拼。

还是来看一组数据吧，班固写《汉书》用了 20 年；王允写《论衡》用了 30 年；许慎写《说文解字》用了 22 年；李汝珍写《镜花缘》用了 30 年；徐霞客写《徐霞客游记》历时 34 年；宋应星写《天工开物》用了 20 年；顾炎武写《日知录》花了 30 年

210

精力……

如果一直列举下去，这个名单还会有很长。

单看这些数字，你的印象可能还不太强烈，但请你想想，人的一生才不过匆匆几十年，剔除掉年幼无知的前十多年，再剔除掉身心衰老的后几年，真正有价值的人生，也不过只有三四十年的时间。而这些人几乎把他们一生中最有价值的时间都用在了一本书上，令人何等震撼！

可以想象，在这个默默坚持的漫长过程中，有些人从中年写到了暮年，有些人贫困潦倒，有些人遭遇了家庭和社会的嘲讽，有些人身患疾病，有些人遭遇了宫刑等具有强烈人身侮辱性的刑罚，有些人几次和死亡擦肩而过。

如果耐不住孤独寂寞，如果没有坚忍不拔之志，他们早就退缩了，早就放弃了，那么后世也就不可能有那么多名著的诞生，他们也就不会名留青史。

美好的爱情，需要耐得住寂寞

等待是一种优秀品质，更是一种境界——穿越最幽暗最漫长的等待，你的世界注定将会是一片明媚。

——卢梭

她的绣球一抛，便是一个传唱千年的爱情传奇的开始；她苦守寒窑十八年等待良人归来，而十八年的守候换来的只是仅仅十八天的相依相偎，但是她无怨无悔。相信每一个熟悉中国传统戏剧的人都知道她是谁，她就是王宝钏。

家中没有兄弟只有两个姐姐的王宝钏出生在官宦之家，她的父亲是当朝宰相王允。作为家中最小的孩子也是长相最俊俏的女儿，她从小就被父母视作掌上明珠。在她出落的亭亭玉立之时，朝中的王公贵族子弟便纷纷前来求亲，爱女心切的父母也为待字闺中的她安排了很多青年才俊，但是都被"挑剔"的她给拒绝了——金钱权贵非我所欲，虚名之才更非我所欲，我只想等待我心目中的英雄出现，他可以出身寒微，他可以貌不出众，但是他必是有才有德的大英雄。

有缘千里来相会，无缘对面不相逢。当无数的青年才俊带着遗憾走出王家的大门之后，王宝钏的内心也开始忐忑起来，难道自己想找一个如意夫婿就这么难吗？心情渐渐阴霾起来的王宝钏在一个艳阳天里带着丫鬟去长安城外郊游。却不曾想，自己的梦中郎君会在这里出现。王宝钏和丫鬟们在郊游之时被一帮风流公子哥给纠缠住了，这时候一个路过的穷书生薛平贵勇敢地站了出来，他面相儒雅却有着一身高功夫，在顷刻之间就凭一人之力将那些风流公子哥给赶跑了。

这样的故事情节我们看过太多，很乏味，但却一直很值得回味——英雄救美的穷书生以自己的勇敢和才华赢得了美人心，王宝钏的一颗芳心许给了薛平贵。王宝钏回家之后将路遇良人的事情告诉给了父母，但是却遭到了父母的一致反对。门不当户不对只是一个借口，只有金钱权力上的差距才是真正的借口。可是这样的借口是无法压倒王宝钏对薛平贵的爱慕之情的，因为这是自己一直等待出现的那个人。

王宝钏知道父母是不会同意让那个穷书生成为自己的夫婿的，于是聪明的她想出了一个妙招——抛绣球。王宝钏之所以想出这么个法子，是因为她知道，当宰相开始当街抛绣球嫁女的时候，他一定会来——我费尽心机想出这么个法子，他不会不明白，更不会不来，因为我一直在这里等他。王宝钏想的法子不错，但是又岂能瞒得过身为当朝宰相的父亲。王宝钏的父亲在答应她的请求之后，暗中命令下人在抛绣球选婚那天只准放那些有身份的权贵子弟进来。

宰相府抛绣球选佳婿的消息一经传开之后，立刻吸引了京城的贵胄子弟前来参加。在抛绣球开始的时候，王宝钏的父亲却突然变了脸，在众多青年才俊面前刚才还笑颜灿灿的他收起了笑容，因为他发现在高楼下的贵胄子弟堆里有一个人特别地显眼，他穿着一身的粗布衣裳，站在一堆身着华服的人当中非常地显眼。原来王宝钏早就识破了父亲的伎俩，她让贴身丫鬟打开侧门让薛平贵偷偷地溜了进来。抛绣球的最后还是令王宝钏欢喜令王父恼怒的结果：王孙公子千千万，彩球单打薛平郎。

当绣球砸中薛平贵之后，王父竟然不顾自己当朝宰相的身份要悔婚，要知道抛绣球的传统规则是"中鸡嫁鸡，中狗嫁狗"。为此，王宝钏据理力争："既是抛球订婚事，那便中鸡嫁鸡，中狗嫁狗，父亲怎能置信义而不顾，出尔反尔呢?"最后父女俩大吵一顿之后，谁也不听谁的。就在这种僵持的局面中，王宝钏做出了一个惊人的决定：与父亲三击掌，彻底断绝父女关系。

断绝父女关系走出宰相府之后的王宝钏立刻与薛平贵成了亲——经历了最初的等待和最后的抗争，她终于和她心目中的那个大英雄走在了一起。嫁给薛平贵之后，王宝钏就开始跟着身无立锥之地的薛平贵讨饭，东家一碗饭，西家一个馍，今天住在村东头，明日住在村西头。这样的日子十分地清苦，但是王宝钏却觉得非常地幸福。等待是一种品质，更是一种境界，她等到了自己想要的一切，所以这样的穷日子根本不会让她嫌弃薛平贵。

选择了英雄就是选择了等待，因为英雄总是陪伴自己妻子时间最少的男人。就在王宝钏和薛平贵在清苦却幸福的日子中相依相知之时，边境上爆发了叛乱战争。文武兼备的薛平贵选择了去战场上展现自己的才华，作为一个聪明妻子的王宝钏选择了毫不犹豫地支持丈夫的选择——很早之前我就经历过你给我的等待，现在再开始一场等待又能算得上什么事情？

王宝钏选择了支持自己的丈夫去成就功名大业，为此她情愿在武家坡上的寒窑里等他归来。可是她也许没有想到，自己的这一等待就是十八年。在唐军第一次胜利回师的时候，王宝钏站在寒窑顶上望着旌旗烈烈的大军从自己的眼前走过，却没有等回自己在寒窑里翘首期盼了很长时间的薛平贵，因为战功卓著的薛平贵被授予边城大同的节度使而不能回家。错过了第一次还有第二次。可是令王宝钏做梦都没有想到的是，丈夫的第二次归来将是在十多年之后。在此后十多年的漫长等待中，王宝钏没有离开过寒窑，更没有想到过要改嫁——不管我明天是生是死，只要我还有一天的生命，那么我就会在等待中过完这一天！

王宝钏在漫长等待中终于等回来了那晚归的良人。十八年后已是朝中第一战将的薛平贵回到了武家坡，他和住在寒窑中的王宝钏相拥而泣，从中午一直流泪到黄昏……

王宝钏的等待感动了世人，因为她用十八年的寒窑苦等告诉世人：等待是一种品质，更是一种境界，只要能够坚定不移地度过漫长的等待，那么你终将会得到自己苦苦不弃的东西。现在在相传是王宝钏故居的"苦寒窑"前的祠庙门柱上，还写着这样一副对联：

十八年古井无波，为从来烈妇贞媛，别开生面。

千余岁寒窑向日，看此处曲江流水，想见冰心。

机会，潜藏在孤独等待中

而此时的我，势单力薄地待在退隐庐中，远离一切，没有人给出主意，没有任何交往，没有别的办法，只有耐心等待，只有老老实实地待着。

——卢梭

曾国藩曾经说过："四十岁以前信命，是懦弱；四十岁以后不信命，是愚蠢!"

曾国藩的这句话包含了很深的哲理，一个人四十岁之前如果一切都信命，那么他可能就不会努力拼搏，最后就难以取得成功。

那么曾国藩为何又提倡四十岁以后要信命了呢？这是因为过了四十岁以后，你逐渐会发现很多事情并不是单靠你的个人努力拼搏就能实现的，外界的机遇、人脉、天时、地利、人和等，都会成为影响你成功的因素。例如北京电影制片厂门口的那些兼职演员们，他们都想成为演员，并梦想着有一天能够像王宝强那样突然大红大紫，他们的表演天赋并不比王宝强差，他们也很努力，但就是没有幸运之神眷顾他们，所以他们苦等了数年，依然是贫穷落魄的群众演员。

　　既然外部因素会影响你的成功，那么曾国藩的意思是不是说，四十岁以后，人就不需要奋斗了呢？当然不是。曾国藩的意思是说，四十岁以后，你要明白有些事情单靠个人努力无法完成，那么对于个人可以做出的事情，你就去努力完成；对于不能完成的事情，你就要量力而行，没有成功也不要气馁，尽人事而听天命。

　　在影响个人成功的外部因素中，机遇是一个非常重要的因素，如果机遇不到，个人再努力也是白搭。那么在机遇没有到来前，你该怎么办呢？如果这件事对你来说无关紧要，你可以选择放弃；但如果你非常渴望做成这件事，费恩的行为给了你另外一个答案。

　　费恩是一名美国摄影师，十几岁时，他就想拍摄一张被闪电直接打中的自由女神像照片。尽管自由女神像所在的纽约市哈德逊河口一年要下很多场雨，也要打很多次闪电，但闪电正好对着自由女神像的次数并不多。即使对准了自由女神像，费恩也未必能正好在现场，未必把角度、时机都把握好，所以，要拍摄出这样一张照片，是一件不容易的事。

　　但费恩并没有被困难吓倒，在此后的若干年中，一遇到雷雨天气，他就扛着摄影机，冒着暴风雨在曼哈顿的巴特利公园城苦苦守候。

　　令费恩没有想到的是，这一守候就是40多年。曾经的翩翩少年，已经两鬓苍苍，岁月也在他的脸上无情地刻下一道道皱纹。

40 多年过去了，他的梦想一直没有变，他一直关注着天气预报，终于在一年初秋的一天，他听到天气预报说，有暴风雨，于是他又像往常一样扛着摄影机就出发了。

那一天，费恩在公园中守候了两个多小时，一个又一个的闪电在天空亮起，但都没有打中自由女神像。费恩并没有着急，多年来他对这一切都已经习惯了，他只是一边等待机会，一边默默地数着闪电的数量：1、2、3……81，就是这第 81 道闪电，突然打在自由女神像的头顶上。看到这一幕后，费恩感到非常震惊，他像一个等待猎物的猎手一样，快速地按下快门，拍摄下了这美丽的一瞬间。

于是，"自由女神与上帝之光"的惊人照片诞生了。这张照片成了美国摄影界的经典之作，并被美国国家博物馆作为国宝收藏。因为这张照片，之前默默无闻大半生的杰·费恩一举成名。

费恩出名后，有人说他很幸运，碰到了这么好的机会。不错，连费恩自己也承认，自己能够拍摄到这张照片有幸运的成分，但是你要知道，他为了得到这次"幸运"，孤独地等待了 40 多年。一个苦苦等待了 40 多年的人，还能够仅仅用"幸运"一词来形容吗？显然不能。

费恩的故事告诉世人，机会，常常隐藏在孤独的等待之中，它只留给那些能够耐得住孤独，能够长久等待的人。

孤独忍耐中，积极准备

等待成功的日子是充满煎熬的，但是强者在这样的日子总是会用忍耐来克服煎熬，并在煎熬的忍耐中积极准备，最后犹如穿越暗夜的朝阳一样迎来光明的白昼。

——卢梭

成功的到来，常常是漫长的，在这个漫长的过程中，我们一方面要忍受孤独，一方面还要积极为成功准备着，否则成功可能就永远不会到来了。

有个男孩在安徽省太平县的一个小山村里长大，初中临毕业之时，因为哥哥姐姐们都要结婚，贫寒的家境让父母再也拿不出更多的钱来供他读书，一心想读书但又非常体贴家人的男孩最后决定放弃学业去参军。

十六岁的时候，男孩从安徽的小山村里来到北京，成为北京某军队后勤部的一员士兵。打小就喜欢朗诵的男孩在新兵联欢会上朗诵了一首诗歌，结果他那充满感情的声音感染了每一位战友的同时也得到了领导的欣赏，新兵连结束之后他被派遣到广播站做一名广播员。

人生中第一次接触到广播的男孩立刻深深迷恋上了广播事业，就此他下定决心要成为一名出色的广播员。在此后的三年部队生涯当中，男孩每天晚上都会准时坐在电视机前细细地观摩《新闻联播》中"国嘴"们的一举一动。而在这三年当中，他的理想也由一名出色的广播员成了一名杰出的电视主持人。

1990 年，男孩在依依不舍中离开了给他的生长烙下了深深印记的军队，转业回家。回家之后男孩找到了一份工作，在安徽省体育馆做一名保安。

保安，这是一份非常平凡的工作，也是一份和电视主持人相距十万八千里的工作。但是在成为一名保安之后，男孩并没有放弃自己的决心和梦想——在通往成功的日子里，我要做的不仅仅是去忍耐等待，我更要积极地去做准备，因为上天总是眷顾能忍耐煎熬和有准备的人。

在做保安的日子里，男孩每一个月的薪水只有几百块钱，但是这几百块中的绝大部分都被他用来购买主持类书籍。

为了让自己的发音足够标准足够专业，他每天下班之时都会将新华字典上的字和拼音抄在纸上做成小卡片，然后放在衣兜里，第二天一有时间就拿出来练习发音。他在宿舍的镜子旁边贴上主持人的海报，每天照镜子的时候就对着海报上的人物练习表情。

正如同男孩认为的那样，上天总是会眷顾他这样孜孜不倦为了梦想而努力奋斗的人。就在男孩苦苦雕琢自己的时候，属于他的机会悄然降临。1991 年，安徽省气象台公开向全社会招聘一名气象播报员，不过待遇很低，是每月只有 200 元薪金的临时工，每一次出镜只有短短的三分钟。就是这样一份"廉价"的工作，梦想当电视主持人的男孩还是毫不犹豫地去应聘了。经过考核，考核的老师对于男孩非常满意，他成功被录用了。

在此后的三年中，走进了电视台的男孩并不满足做一个每次出镜只有三分钟的临时主持人。为了使自己的人生迈上新的台阶，男孩比以前更加地勤奋努力，他积极地做好准备等待下一个机会的来临。

天将降大任于斯人也，必先苦其心志。就在男孩为等待新的机遇出现而积极准备的时候，他迎来的却不是机遇，而是不幸。1994 年 11 月，男孩的父亲因病去世。回家安葬了父亲之后不久，他又接到体育馆的辞退通知书——刚刚失去父亲的他，又失去了维持生计的工作。这一年，男孩仅仅二十四岁，现在很多的年轻人在这个年纪还没有完全脱离父母的怀抱。可是男孩却不得不面对自己人生的"低谷期"。

失业之后的男孩赶紧出去找工作，可是在合肥找了两个月工作之后，他连一份搬运工的工作都没有找到。就在男孩走投无路之际，他的一个摆地摊卖衣服的同学让他加盟进来，一起卖衣服。于是，男孩拿出 2000 元积蓄和同学一起卖起了衣服。值得庆幸的是，他们的生意非常地不错。但是生意不错就意味着白天学习的时间减少了，因此男孩便缩短了晚上的休息时间弥补白天的学习时间。

1995 年 6 月，正在做生意的男孩听说北京广播学院播音系干部专修班正在全国招生。确定这一消息是真的之后，男孩立刻从生意非常不错的服装生意中退了出来——虽然生意也很赚钱，但是我必须忍受住金钱的诱惑，因为我的梦想是成为一名杰出的电视主持人，钱并不是我追求的目标。

男孩在知道这次考试的时候，距离十月份的考试仅仅剩下四个月。而只有初中文化的男孩却要在四个月的时间内学完全部高中课程。很多人都觉得这是一件很荒谬的事情，谁能够在短短的四个月内学完三年高中课程？

但是，最后男孩用实际行动作出了回答，我能。在那段备考的艰苦日子里，男孩每天从 5 点开始，一直学习到次日凌晨 1 点，吃饭上厕所都带着书。跟男孩合伙开小店的同学感慨地说："有这股狠劲儿，相信你一定能成功！"

皇天不负苦心人。1996 年 2 月，仅有初中文化的男孩竟然接到了北京广播学院播音系的录取通知书。要知道，这次考试是有名额限制的，当时的安徽省只有一个名额。进入北京广播学院之后，男孩比之前更加刻苦努力，因为他非常珍惜这次难得的机会。

1996 年年底，在学校鼓励干修班的学生外出实习的情况下，男孩开始给一家家的电视台打电话，询问可不可以去实习。最后，北京电视台的领导在看了男孩的临场主持之后，同意给他三个月的实习期。

进入北京电视台之后，男孩为了不让机会白白溜走，他买了一张简易床放在办公桌下面，每天大部分时间都守候在演播室，每当同事们出镜之时，他就在一边一个表情一个音调地跟着学习。

机会从来都是属于有准备的人的。1997年正月初六，放弃过年在台里工作的男孩迎来了一个新的机会。当时台里要录制一个有外景的节目，缺少一个外景主持人。当时大多数主持人都回家过年了，台里死活都找不出一个出场的主持人。

就在这个时候，男孩站到了制片人的面前，非常诚恳地说："我是北广毕业的，有些主持经验，可不可以让我试一试？"在无人可用的情况下，制片人决定让男孩试一试。

制片人没有想到，平时那个不起眼的男孩竟然有着非常强的能力，几乎每一个拍摄环节都拿捏得非常到位。

节目播出之后，好评如潮。台里的另一个制片人在看了男孩主持的节目之后，竟然找到男孩要他负责主持《财经报道》节目。

至此，男孩终于实现了自己的梦想，在忍耐了漫长的煎熬之后，他终于成了一名真正的电视主持人。这个男孩，就是人们每天都能在电视上看到的赵普。

2006年的时候，已经是北京电视台当家主持之一的赵普，选择了再一次接受挑战，他报名参加了中央电视台举办的魅力新搭档比赛，他要进入中国最大的主持舞台，成为中国最出色的电视主持人。

　　这一次，赵普再次用行动向所有人阐述了那个他阐述了很多次的真理——机会总是留给有准备的人，他从千余名高素质的选手中脱颖而出，夺得比赛的第三名，成功进入中央电视台，成为《朝闻天下》节目的主持人。

　　从一名平凡的保安，到央视著名主持人，赵普在将平凡书写为不平凡的道路上，向人们阐述了这样一个成功的真理——只要你能够忍得住，那么平凡的人也能够创造出不平凡的人生。

伟大的灵感，来自孤独

没有哪个人可以再对我施恩或迫害了，因为这个世界上的一切对我来说都已经全部终结。在独居中，我全身心地投入到与我的灵魂温馨的交谈之中。

——卢梭

有人说："只有一个人的时候，才听得到自己的声音。它会告诉你，这世界比想象中的要宽阔。你的人生不会没有出口，你会发现自己有一双翅膀，不必经过任何人同意就能飞。"

灵感与孤独，常常是一种文艺的代名词。不管是文学作品，或者音乐、美术、戏剧，都是灵感与孤独的产物。所以，现实生活中，有许多作家、音乐家、科学家，都有过这样的经历，台湾著名绘本作家几米就是其中的一个。

几米大学时学的是美术系，毕业之后曾在广告公司工作十二年，后来为报纸、杂志等各种出版品画插画。

虽然有不错的薪水，也有不错的职位，但几米感觉自己已经产生了深深的厌倦，用他自己的话来说就是"心已经飘摇"。

为了给自己内心的选择寻找一点寄托，他找了台湾一名有

"铁嘴神断"之誉、长着高挑眉毛的卦师算"米卦"，他被告知两年后他将"平步青云，会有一个好的开始"。于是，这位原名为廖福彬的职业白领就在第二年正式辞职，并准备用"几米"的笔名开始创作。

但上天给几米开了一个黑色的玩笑，1995年，几米遇到人生一件重大事件，罹患血癌，当时情况并不乐观，但后来病情奇迹般地被控制住了。

患病之后的几米，正是在种种极端的心理之后，才真正改变了他的画风。虽然此前在广告公司任职时也经常涂鸦、帮报纸画插画，画风"俏皮、富有攻击性"。

但经过疾病之后，他笔下开始经常出现这样的场景：一个孤独的人、一张毫无表情的脸、一条无边的道路、一片空旷幽暗的场景。

"为何会有这种变化？"后来常有人问。每逢此时，几米就会想起自己在疾病的摧残下，一个人坐在窗台前，茫然地一张张画画的场景，那个时候几米内心确实很忧伤。

的确，一个人在生病的时候，常常是最孤独、最脆弱的时候，而正是在这种时候，几米也看到了人生，看到了都市生活的人们的情感的另一种表达方式。正是因为有了对人生的更深一步认识，所以几米的艺术水准有了质的飞跃。

几米创作时是孤独的，因此，他的作品也是孤独的。而正是这孤独，一下子打动了很多人。很快，他开始引起了外界的关注。

1998年开始创作，他发表《森林里的秘密》和《微笑的

227

鱼》，拿下当年度中国时报开卷最佳童书、民生报好书大家读年度最佳童书，以及联合报读书人最佳童书奖。

1999 年出版《向左走·向右走》，开创出成人绘本的新型式，兴起一股绘本创作风潮。本书获选为 1999 年金石堂十大最具影响力的书，并已改编成电影、电视剧。

之后，他又陆续推出《听几米唱歌》《月亮忘记了》《森林唱游》《我的心中每天开出一朵花》等作品，展现出惊人的创作力和多变的叙事风格。

2002 年，《布瓜的世界》一上市便登上各大书店畅销排行榜第一名。

2011 年，第六届中国作家富豪榜榜单"漫画作家富豪榜"重磅发布，几米以 2500 万元的十年间版税总收入，荣登漫画作家富豪榜第 2 位。

面对着这接踵而来的成就，几米说："因为一场疾病，产生了一个作家。"几米这句话不仅仅是成功者的自嘲，更是对那场孤独给自己带来灵感的感慨！熟悉几米作品的人都知道，几米的作品表达的多是孤独：《向左走·向右走》表达的是孤独的男女，《地下铁》表达的是孤独的盲女……

有人说，孤独是独立的，灵感是依赖的。但也不可否认，孤独不一定会产生灵感，灵感却多数来源于内心的或是外在的孤独。所以，一个渴望获得灵感的人，一定不可以摒弃孤独，而是应该去欢迎孤独，去学会品味孤独！

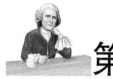

第八章
有一些孤独，你要学会与它共处

我完全断绝了与社交界的联系，对离群索居生活所产生的幽静，我至今仍有着强烈的兴趣。

——卢梭

孤独是一种心境，一个心智成熟的人，是在孤独中成长起来的，因为你只有在安静的时候，才有机会直面和审视自己的心灵。所以，有人说孤独是心灵的慎独，宛如开放在高山之巅上的雪莲花，美丽、肃静！在独处的岁月中，悄然绽放在自然界的天地间，孤寂、傲然、卓尔不凡！

有一种境界，叫享受孤独

我生活在他们当中获取的幸福远远比不上我孤独的离群索居。我所从事的工作决定了我只能在隐遁时才能进行，它要求长时间安静地沉思，而这些在喧嚣的社交界是不可能存在的。只要一有可能，我就把自己局限在这种生活方式当中。

——卢梭

在写下"孤独"两个字的时候，却不禁想起了一句歌词来：孤独，是一个人的狂欢；狂欢，是一群人的孤单。

孤独，词语的解释就是孤单，独自一个人。孤独似乎总是与寂寞、顾影自怜、形单影只联系在一起。

有人喜欢将孤独视为一种煎熬，一种惩罚，那是因为体会不到孤独的意蕴。其实，在孤独的世界里，会有一些只有那些能够享受到孤独的人才能体会到的乐趣。

在白雪皑皑的南极，一只企鹅在南极的冰面上悠闲地走着。这时，一位来南极考察的科学家对企鹅说："喂，你的世界永远是如此的冰冷，色彩是如此的单调，你生活在这里，难道不觉得寂寞吗？"

企鹅看了科学家一眼，说："先生，我从来就没感觉到我的日子是枯燥无味的，相反我热爱这里的一切，我把这种寂寞当作是一种难得的享受。"

"为什么？"科考队员对企鹅的回答极为惊讶。

企鹅自豪地说："因为在南极，终日陪伴我的只有巨大的、白色的冰块。在这个安静、纯洁的世界里，我能悟到永恒，感悟到自我的渺小。而一个生灵能感悟到这些，就能说明它的心胸是豁达的！可是你们人类呢，虽身处热闹繁华之中，却总有挥之不去的烦恼、怨恨、物欲……"

科学家感兴趣地问："那么，如果我从此留在南极，是不是也能享受这种清福？"

"不能！"企鹅斩钉截铁地说，"你们人类总是六根不净，随时都会心猿意马。即使处在最寂静的境地里，你的心也常慌成一片，乱成一团，六神无主；而且一不开心，你们就暴跳如雷。因此，你们人类永远也无法享受到这份清福。"

企鹅的话告诉世人，享受孤独是一件非常美好的事，但受各种欲望折磨的人们，却无法享受到孤独的美好。

生活在南极的科学家无法享受到，生活在喧闹世界的我们，岂不是更加难以享受到？也不尽然，其实享受孤独，和环境关系不大。无论我们身处何地，只要我们能够静心，我们就可以享受到孤独。

享受孤独，就是抛开一切的繁华喧嚣，卸下虚伪的面具，放下身份，还原一个真实的自己。沏上一壶茶，点燃一支烟，捧上一本书；品茶之清苦，尝烟之醇香，悟书之妙理，寓孤独于惬意之中；孤独的时候，独守一份相思，坚持一种意念，回味一种美好，寓孤独于忘我之中；孤独的时候，打开电脑，浏览新闻，学写博客，寓孤独于多彩之中。驱心之杂念，享空之快乐；摒情之浮躁，享静之恬美。何奈孤独之有！

享受孤独，就是把心交付与自然。一个人静静地漫步于山间乡野、林荫小道、湖堤岸边，清幽幽的虫鸣，时急时缓；悠微微的蛙声，时远时近；脆啾啾的鸟语，隐隐约约；轻柔柔的琴曲，从心上飘过。披上了彩霞的衣衫，拂起了风的长发，靠近了金色的海岸……你可以在聆听，在眺望，从晨光熹微，到晚霞满天，看海鸥。这样的孤独是一种景致，是一种境界，是乐趣安详，馨香迷人、沁人心脾的享受。

这就如同林徽因所说，红尘陌上，独自行走，绿萝拂过衣襟，青云打湿诺言。山和水可以两两相忘，日与月可以毫无瓜葛。那时候，只一个人的浮世清欢，一个人的细水长流。

孤独，是一种境界，一个人的世界多了几分随意，少了几分喧嚣。在孤独中，你能认识到真实的自己，看懂曾经的是非恩怨，更感恩别人曾经给予的那份感情。

孤独，是一种境界，一个人独自坐在公园的长椅上、独自坐在绿茵地上。看着那些来往忙碌的人们，想想属于自己的这份安静，心中也许更为踏实与豁然。

孤独，是一种境界，一个人慢慢品味孤独，忘掉曾经的烦恼与伤感，品味现在的人生与生活，不在乎别人的议论与是非。漫步于自我的心灵旅途，把平日里那颗焦躁的心融入如水的宁静，在追忆和反思里去淡品人生，在夜的最深处，触摸飞舞的灵魂，让虚无变得富有，这又是怎样的一种享受！

所以，有人说，孤独，是一个人的旅程，是一个人的狂欢。如何享受孤独，就在于你以什么心态去解读它、欣赏它、品味它。享受孤独，在孤独中发现自己，在孤独中升华灵魂，在孤独中超脱自我，在孤独中安宁幸福，用孤独改变自己的浮躁，在孤独中改变自己的人生。这时你会发现，其实，孤独挺好！

孤独无法彻底清除，只能共存

孤独是一个人一生中最知心的朋友，不管达官显贵，还是市井小民，孤独都始终形影不离。

——卢梭

在一座大都市的郊区，有一片茂密的树林，树林深处有一座寺院。虽然几里之外，就是一片繁华的都市，但这里却一直静悄悄的。

一天，一位衣着光鲜的中年人来到寺庙，他向寺庙的禅师请教了一个问题："我该怎么排遣我心中的欲望呢？"

禅师并没有正面回答，而是转身进庙拿出一把剪刀，让这位客人跟自己来。禅师把客人带到树林里，对他说："你只要反复修剪一棵树木，你心中的欲望就会自动消失。"

客人疑惑地接过剪子，走向一丛灌木，咔嚓咔嚓地剪了起来。一壶茶的工夫过去了，禅师问："现在你心中的欲望消失了吗？"

客人笑笑："感觉身体倒是舒展轻松了许多，可是日常堵塞心头的那些欲望好像还是没有放下。"

禅师颔首说道："刚开始是这样的。经常修剪，就好了。"

来客走的时候，跟禅师约定他十天后再来。

禅师不知道，这位来客其实是当地一名颇负盛名的娱乐大亨，功成名就之后，他内心反而越来越觉得孤独与空虚起来。

十天后，这位大亨来了；十六天后，大亨又来了……三个月过去了，大亨已经将那棵灌木修剪的颇具规模了。

这时，禅师问他："现在是否懂得如何消除心中的欲望了？"

大亨面带愧色地回答说："可能是我太愚钝，眼下虽然每次修剪的时候，能够气定神闲，心无挂碍。可是，从您这里离开，回到我的生活圈子之后，我的所有欲望依然像往常那样冒出来。"

禅师笑而不言。

当大亨修剪的那棵树完全成型之后，禅师又向他问了同样的问题，但大亨的回答和以前没有两样。

这次，禅师对大亨说："施主，你知道为什么当初我建议你来修剪树木吗？我只是希望你每次修剪前，都能发现，原来剪去的部分，又会重新长出来。这就像我们的欲望，你别指望完全消除。我们能做的，就是尽力把它修剪得更美观。放任欲望，它就会像这满坡疯长的灌木，丑恶不堪。但是，经常修剪，就能成为一道悦目的风景。对于名利，只要取之有道，用之有道，利己惠人，它就不应该被看作是心灵的枷锁。"

其实，人心中的孤独和欲望一样，都是难以完全消除的，因为人是一种社会性动物，所以孤独是人类的一种自然属性。

就像动物要分群居和独居动物一样，群居动物必定会害怕孤独，而独居的动物喜欢孤独。我们可以把猫科动物与犬科动物进行比较，猫科动物差不多都是独居的动物，所以流浪的猫可以生存得很好。美国的自然科学电视节目，拍摄到深山的一只属于猫科的老虎，它独自生存着，自得其乐。镜头展现它吃饱睡足到一个池塘里沐浴，非常拟人化的行为，搔首弄姿，虽然不会笑，却眼带满足，你不得不承认那家伙过得很滋润呢。

相反，犬科动物则不同，那些流浪的狗，和孤独的狼一样，都是惊恐不安地夹着尾巴。它们宁肯忍饥挨饿，也要千里迢迢去寻找自己的族群，或者赶快投入新主人的怀抱。

显然，人类也和犬科动物一样害怕孤独。而正是因为害怕孤独，人们才会常常出现孤独。所以，我们每个人的人生，好比一场寂寞的旅行，每个人从呱呱坠地那一刻起，就开始了一段内心的独自旅行。

既然孤独是不可避免的，那么我就不必一定要清除孤独，而是要学会管理孤独，学会与孤独共处。

换一个角度，孤独也是一种美

他在写给我的一些信中，对我极尽挖苦，语多尖刻，要是我当时脾气也上来了，会觉得这是奇耻大辱的。不过，当时，我心里充满着温馨甜美的感情，别的任何感情都挤不进来，我便把他的那尖刻嘲讽当成笑言，看作戏谑。

——卢梭

古时候，有一个举人进京赶考，因为太急于考中，所以无论是白天，还是黑夜，他脑子里想的都是科考。

一天夜里，举人住在一家客店里，连做了三个梦，第一个梦是自己在墙上种白菜；第二个梦是下雨天，他戴了个斗笠还打着伞；第三个梦想是跟心仪已久的姑娘躺在一起，但是背靠背。

醒来之后，举人认为这三个梦似乎有些深意，于是，第二天就去找一个算命的解梦。算命的一听，连拍大腿说："你还是回家吧！你想想，高墙上种白菜，不是白费劲吗？戴斗笠打雨伞，不是多此一举吗？跟心仪的姑娘都躺在一张床上了，却背靠背，不是没戏吗？"

举人一听，如同掉进了万丈深渊。他回到客店里，心灰意冷地收拾包袱，准备回家。店老板非常奇怪，问："不是明天就要考试了吗？你怎么今天就要回乡了？"

举人如此这般说了一番，店老板乐了："呦，我也会解梦的。我倒觉得，你这一次一定要留下来。你想想，墙上种菜不是高种（中）吗？戴斗笠打伞，不是说明你这次有备无患吗？跟你心仪的姑娘背靠背躺在床上，不是说明你翻身的时候就要到了吗？"

举人一听，觉得很有道理，于是，便留了下来，振奋精神参加考试。最后，果然考中了。

同样的梦，不同的人进行不同的解读，就会得到不同的答案，进而引发不同的情绪反映。为什么会这样呢？心理学上的ABC理论，为这个问题提供了答案。

ABC理论认为，一个人的情绪C，并不是由激发事件A直接引起的，而是由对激发事件A进行的解读B引起的。换句话说，并不是一件事引起了一个人的情绪反映，而是对这件事的解读，引起了相关的情绪反映。

例如你遭遇了领导的批评，如果你认为这些批评是不公正的，是对你的不信任，是对你的侮辱，这时就会愤怒，就会心生怨恨。相反，同样的批评，如果你认为领导批评自己是为了自己好，是对自己的严格要求，是为了督促自己进步。这时，你就不仅不会生气，反而会感激批评你的那个领导。

在现实生活中，ABC理论具有非常重大的意义，它教会了我们，当我们遇到不好的问题时，不要进行负面的解读，而是要尽量向好的方面去想，这样我们的心情就会好起来。尤其是在孤独的时候，换个角度看问题，显得更加重要。

例如，每逢阴雨连绵时，看着昏暗的天空中太阳和星星隐藏了光辉，山岳隐没了形迹，满眼望去，天地间一片萧条的景象，你就会忍不住感到孤独。

同样的情景，如果你换一个角度，想象一下，在连绵细雨中，你和一个心爱的姑娘，共撑一把伞，手牵着手，在雨中漫步，那时，阴暗的天空、模糊的山岳将不再显得萧条，而是美丽；你不仅不会感到孤独，相反还会感到特别特别充实，特别温馨。

有人说，人生的底色是孤独。听了这句话，你也大可不必悲观，因为孤独是好是坏，常常取决于你的一念之间。如果你认为孤独很苦闷，那么你的心情就会随之苦闷；如果你认为孤独很好，以悠然的心态去面对孤独，漫步于自我的心灵旅途，就把平日里那颗焦躁的心融入了如水的宁静，在追忆和反思里去淡品人生，在夜的最深处，触摸飞舞的灵魂，让虚无变得富有，那么孤独又是一种难得的享受！

孤独中，一个人的救赎

　　您认为我很不幸是对的。世界上没有谁比您更清楚我该是多么不幸。诚然，选择错了朋友是个不幸，但是从那么甜蜜的错误中醒悟过来的不幸则是更加残酷。

——卢梭

　　安迪是一位年轻的银行家，才华横溢，属于典型的社会精英，过着富足的生活。然而这一切，随着那天晚上的到来，一切都改变了。

　　故事发生在 1947 年，银行家安迪因为妻子有婚外情。酒醉后，他本想用枪杀了妻子和她的情人，但是他没有下手。

　　巧合的是，刚好在那个晚上，有人枪杀了安迪妻子和她的情人。因为安迪确有杀人的动机，那晚他确曾喝过酒，而且在房子外面出现过，所以，他最像是凶手，结果被指控谋杀罪，并被判无期徒刑，这意味着他将在肖申克监狱中度过余生。

　　明明无罪，结果被关进监狱，而且是令人绝望的无期徒刑，这对于一个年轻的成功人士来说，是一次多么沉重的打击啊！所以，安迪被关进监狱的当天晚上，很多人打赌看哪个新囚犯熬不过当天晚上，就有人挑选了安迪。

结果，安迪的表现却令很多人惊讶。当很多新囚犯在当天晚上痛哭流涕的时候，这位看起来文质彬彬、弱不禁风的安迪，却一脸沉静。人们从他那沉静的眼睛里，看到了他内心的力量。

真正的监狱生活开始了，典狱长的话很确切地代表了监狱生活的恐怖，他对新来的犯人说："把灵魂交给上帝，把身体交给我。"

在监狱里，安迪不仅要干很重的体力活，吃虫子爬过的食物，还要经常受到三个男同性恋的骚扰。安迪默默地忍受着这一切，这令很多人对他刮目相看。

好长时间以来，安迪几乎不和任何人接触，在大家相互抱怨的同时，他在院子里很悠闲地散步，就像在公园里一样。

一个月后，安迪请狱友瑞德帮他搞的第一件东西是一把石锤，想雕刻一些小东西以消磨时光，并说自己想办法逃过狱方的例行检查。之后，安迪又搞了一幅丽塔·海华丝的巨幅海报，贴在了牢房的墙上。这件事包含了一个惊天的阴谋，但只有安迪一个人知道。他每天偷偷做着这件事，却又装作和平常一样。

一次，安迪和几个犯人外出劳动，他无意间听到监狱官在讲有关上税的事。安迪说他有办法可以使监狱官合法地免去这一大笔税金，作为交换，他为共同工作的犯人朋友每人争得了3瓶啤酒。喝着啤酒，瑞德猜测说安迪只是借用这个偷闲享受自己以前自由的感觉。

因为这次为监狱官避税，典狱长看到了安迪在管理财产方面的特殊才华。于是，他被典狱长看重，得以逃离繁重的劳动，在监狱图书馆里，为典狱长理财。

日子就这样不温不火地向前流淌着，直到有一天，一名小偷因盗窃入狱，巧合的是他知道安迪妻子和她情人的死亡真相。兴奋的安迪找到了狱长，希望狱长能帮他翻案。

虚伪的狱长表面上答应了安迪，暗中却用计杀死了告诉他这个事实真相的那个小偷，只因典狱长希望安迪能够一直留在监狱帮他做账。

知道真相后的安迪，决定通过自己的方式，去获得自由！终于在一天早上，狱警无论如何在牢房里都找不到安迪的身影。闻讯而来的典狱长气急败坏，用安迪雕刻出来的石头，向牢房里的那幅美女海报砸去，当听到"噗"的一声，他才知道原来海报的后面，竟然有一个洞，而安迪正是通过这个洞，逃出了监狱。

这个洞哪里来的？当然是安迪用那把石锤一点点挖出来的。在挖掘的漫长过程中，他巧妙地用那幅海报遮挡了洞口；每天挖出的泥土他装在衣兜里，利用散步的时候，他悄悄地把泥土洒在监狱的草地上。

本来卖给安迪那把袖珍石锤时，狱友瑞德开玩笑认为，要用这把锤子挖开监狱，至少要几百年。没有想到，思维缜密、又懂得地质学的安迪，只用了 20 年的时间，硬是挖开了宽厚的监狱。

安迪是逃出去了，但安迪的传奇却留在了监狱。在外人看来，20 年的时间，默默地做一件事，这需要何等的定力。但对安迪来说，20 年并不算什么，这从他被关禁闭的那次表现可以看出来。

关禁闭是把一个人单独关进一个与人隔绝的黑屋里，这种强烈的孤独感，常常会把犯人折磨得痛不欲生。但有一次，安迪犯了错误被关了禁闭，出来后却一脸悠闲。当狱友问他何以如此，他回答在关禁闭时，他可以回忆音乐，这种回忆让自己过得很充实。

显然，安迪是一个能够独自享受孤独的人，他能够靠回忆音乐来打发孤独的禁闭时光，自然也能够内心平静地度过那常人难以煎熬的 20 年监狱生活。最后，靠着这种享受孤独的能力，他终于熬到了逃出监狱的那一天。

在孤独中，慢慢品味爱的滋味

我以前不够耐心，不够体贴，不够温存，而如果我现在在这些方面比以前做得更好些，那我还是会幸福地生活在一种很温馨的友谊之中的。

——卢梭

看似平淡的生活，背后却蕴含着绝世的真情。然而，并不是所有人都能够体会到这份厚重的真情，其结果就是留下了巨大的悔恨。

她和他一起生活了 8 年，却一直没有要孩子。一方面是因为她身体不好，体弱多病，一直病快快的，经常吃药，不适合要孩子。另一方面，也是最为重要的一个方面，是她认为自己虽然非常爱他，但她总感觉他对她不够好，他们的爱情缺少渗透进骨髓的那种深刻，缺少经过血与火的洗礼之后的那份厚重。

为什么会这样呢？因为他很忙，白天要忙着单位里的事，为了两个人的生活，拼命工作挣钱。下班之后，他又要忙着为她买药、煎药，为她洗衣服，为她做饭，以及其他一切应该做的事。

躺在病床上，她常常被他的忙碌而感动，对他的辛勤付出而心怀感恩。但内心深处，她又隐隐觉得，这种忙碌背后可能还隐藏着爱情的危机。因为如果他是真心爱她的，那么他应该对她多一些嘘寒问暖，多一些甜言蜜语啊！

有一天，她的担忧果然应验了！

有一天下午，她突然接到了雪的电话，雪说想见一下她。多年之前，她和他还没有确定恋爱关系，他们两个和雪经常在一起。

多年之后，她病了，见雪的次数越来越少了，直到最后这几年更是一次都没见到雪。但她和他聊天的时候，他总会不经意间提到雪。这也让她对他和雪的关系，心生怀疑。

所以，当接到雪的电话时，她感到很惊慌，一个最不愿意面对的现实，终于要出现了。看来自己的爱情要结束了，看来悲惨的日子就要来临了。

那天，他为她送来了药，并说她这些天气色好多了，也许过一段时间，她就可以不用喝药了。但她内心知道，美好的爱情才是最好的药，眼看自己将失去它，她忍不住流下了泪水。她认真地化好妆，去见了雪。

见了雪之后，她才知道自己虚惊一场，原来雪和他并没有那种关系。雪还笑着安慰她，你别傻了，他对你是真心的。你应该好好珍惜这份缘分，不要辜负他的这份爱！

离开雪回家的路上，她非常高兴，她决定以后再也不怀疑他了，她要加倍地对他好，加倍地珍惜这份感情。

然而，回家之后，她才发现，他已经离开了。他在给她的留言中写道：本以为我的爱，能够换回你灿烂的笑脸。现在，我发现我失败了，既然如此，我只好选择离开。

看到这个留言，她瞬间泪奔。

在以后的日子里，孤独、冷清像雾霾一样笼罩着她。偶尔一次，她在整理旧物时发现了一本他的日记，里面记录了很多为她治病的药方子。

原来他是那么爱她，那么关心她，那么疼她。然而，之前她竟然没有体会到，现在一切都晚了，只留下了无尽的后悔。

浪漫是什么？是送花？雨中漫步？楼前伫立不去？是甜言蜜语？对于有些情侣来说，也许是；但对于另外一些情侣来说，也许不是。

是与不是，都不能证明是否是真爱，因为这些只是爱情的表面形式。真正的爱，在于胸腔里的那两颗心是否真的在一起。如果两人彼此倾心相爱，什么事都不做，静静相对都会感觉是浪漫的。否则，即使两人坐到月亮上拍拖，每天鲜花，每天甜言蜜语，也是感觉不到浪漫的。

成熟的人不问过去，聪明的人不问现在，豁达的人不问未来。所以，每个恋爱中的人，无论是在如漆似胶的欢乐中，还是在默默无言的孤独中，都要学会用理解的、欣赏的眼光去看对方，慢慢品味爱情的滋味，而不是以自以为是的自己的理解来审视对方。

孤独中，一个爱好可以帮助你

不断增强的对文学的爱好使我迷上了法国书籍，迷上了这些书的作者，进而迷上了这些作者的国家。这一切都让我感到其乐无穷，并从中受益。

——卢梭

故事的开始是她在练琴，坐在一所古朴的房子里，心无旁骛。她是一个典型的江南女子，有着江南的气息，更有着江南的俏丽。

然而，这个如同江南一般婉约俏丽的女子，在有着令人羡慕的琴艺之时，却也有着不该有的地方——她是一个残疾人，一个不能说话的哑巴。

1987年的江南早春，她出生在一个富裕的书香门第，父亲是县文化馆的馆长，母亲经营着一家生意非常不错的画廊。她的出生给这个家庭带来了许多的欢乐，更为这个家庭注入了生命的气息。

可是，就在她出生四个月之后，这个因为她而倍加幸福的家庭却经历了从天堂到地狱的转变，她发高烧了，给她看病的医生因为笔误开大了药的剂量，她从此失去了说话的权利——仅仅四个月的她，还没有机会学会说话就彻底地变成了一个哑巴。

她的不幸，还在延续。

在她成为哑巴之后，父亲因为受不了这突如其来的打击，变得萎靡不振，在一次喝醉酒回家的时候被一辆汽车撞倒，在医院躺了两个星期之后也离她而去。

先是不幸失去说话能力，紧接着又失去父亲，她因此成了家人眼中的"灾星"，就连她的母亲也觉得，这个女儿只会给她带来灾难和伤痛，就在她刚刚学会走路后不久，她的母亲便将她送回爷爷奶奶家，然后不知去向。

可能是她承受了太多的不幸，不幸的连灾难与幸运都不再愿意降临到她的身上。所以，此后很长的一段时间内，关于她的故事只能用孤独与平淡两个字形容。

然而，上天不会如此地不公平，终于在她懂事的时候赐给了她一次好运。一天，她跟着奶奶去逛庙会的时候，遇到了一个卖唱的老头。老头坐在桥头，弹着琵琶，身影倒映在河面上，很美。

这是幼小的她第一次感受到美，她幻想自己坐在桥头弹一曲琵琶，身影倒映在水面上，可能会比老头美上许多倍。于是，她伸出手指着老头手里的琵琶，不停地给奶奶做着我要琵琶的手势。

她的奶奶也许不是世界上最疼孙女的奶奶，但绝对是最疼她的那个人。于是，在回家后不久，奶奶便托她的姑妈给她买了一把琵琶，并央求小镇上一位会弹琵琶的叔叔教她弹琴。那位叔叔起先是不愿意的，但是在奶奶不停的央求声和她期盼的眼神中只好答应了，从此她有了人生中的第一位老师。

她天生就是一个弹琴的人，这是老师给她上了第一节课之后的评语。当老师将这句评语写在纸上给她看的时候，她心里涌出来的不是激动，而是一种温暖——我终于找到了我的声音，琴声。

接下来的故事和所有勤奋的人身上发生的故事一样，她下定决心努力练琴，她要让所有人知道——我是一个哑巴，但是我却能够发出世界上最美妙的声音。

十三岁那年，老师告诉她，他再也不能教她了，因为她弹得比老师更好，她需要一个更好的老师。在老师的介绍下，她第一次离开家乡，在姑妈的陪伴下去省城跟着一位老琴师学琴。老琴师对她非常满意，毫不保留地将他的琴艺传授给了她。

十七岁那年，她第一次参加了一个全国性的琵琶比赛，她获得了特等奖。如果她是一个健全的孩子，那么这个时候她会去参加更多的比赛，赢得更多的肯定和鼓励。现实是，她不是一个健全的人，因此她被很多的比赛以各种理由拒绝参加。可以说，每一次拒绝都是一次挫折，她的决心与毅力逐渐在不断的拒绝声中一点一点地消散。

老琴师最先发现了她身上的问题，开始一次次地开导她，可是所有的开导都是那么苍白，在她身上一点用处都没有。渐渐地，她每一天练琴的时间都在减少，因为她不光失去了练琴的决心，更失去了继续活下去的决心，她再一次回到孤独中。

很多人的生命转折都是在不经意间完成的，或者说是冥冥中自有安排。就在她颓丧到极点的时候，她在报纸上看到一条消息：一位在国外生活了数十年的老华侨，在人生的最后时日，希望找到一个能够让他安心度过黄昏之年的人——安心地将自己带了一辈子的一把古琴交付给一个可以让他放心的琴师。

看到这个消息之后，她想，为什么自己不去帮助这位老人呢？也许我不是最为出色的琴师，但是我绝对是一个热爱弹琴的人。于是，她将自己的想法告诉给了老师，老师非常地支持，并帮助她给那位老华侨写了一封信。

没过多久，她就收到了老华侨的信，他在信中说自己愿意将琴交给她，只不过给他写信的人有数万人，而她只是这数万人之一，只有她从这数万人当中脱颖而出的时候，他才会放心地将琴交给她。

看完信之后，她告诉老师她要去迎接这场挑战。老师答应了她，并带她到老华侨在国内暂居的城市去接受这场挑战。

在参加三场比赛之后，她就被淘汰了。这一次的打击无疑是巨大的，她感觉自己就像一个被全世界抛弃的人，自己一直觉得自己非常厉害，可是哪里知道自己其实就是一个失败者，而且还是一个不会说话的孤独失败者。

就在她陷入绝望之际，她的老师接到了老华侨的电话，对方愿意再给她一次机会，因为老华侨觉得她有着娴熟的技法与出众的天赋，只不过因为准备不足被淘汰，实在有点可惜。所以，老华侨做出了这个对于其他人非常不公平的决定，让她再参加下一轮的比赛。

可是，在得知这一好消息之后，她却变得茫然了，因为她不知道自己哪里准备不足。当她将自己的迷茫告诉给老师的时候，老师不假思索地就给了她答案：你想想你在这之前每天落下了多少的功课，你的决心和毅力流失了多少，现在的你就像一个制造精巧却缺少运转能量的机器，不能全速运转自然不会有更多的产出，所以你需要找回自己的决心和毅力，汇聚全身的能量去战胜一切。

老师的答案令她醍醐灌顶，让她在瞬间清醒。

距离最后一次比赛还有半个月的时间，她每天都坚持练习十二个小时的琴，严格按照老师规定的时间休息。也就是这半个月的时间，她让自己的状态变得比以前好了很多，也为她以后的成功奠定了基础——她汇集了全身的能量准备最后一搏。

半个月的时间很快就过去，她在老师的陪同下走进了赛场。几乎没有人太过于注意她，包括评委老师，除了老师和那位老华侨。

她大方地坐在赛场中央，手指开始缓缓地拨起琴弦……时间一分一秒在静静地流淌，但是那一刻整个赛场上仿佛静止了一

般，只有她的琴声在空气中流淌，每一个人都被她的琴声所征
服，跟着她的琴声悲伤，跟着她的琴声欢愉……

　　故事的最后是她赢得了老华侨的那一把古琴，也赢得了所有
人的尊重。此外，她还赢得了上天的眷顾，一位生活在童话王国
的华裔青年被她的琴声给俘获，成了她的爱人，并带她到丹麦去
过着童话般的生活。

　　可以想象，从小不能说话的她，一生是多么孤独，但在孤独
中，她喜欢上了琴，并从此改变自己的一生。现在不仅她不再
孤独，而且每一天，她还能用自己的琴声，给孩子们带去温暖
与希望。

惬意的人生，需要有耐心

那个时候，如果我有点耐心，再冷静些，也许会成功的，但我既无耐心又不冷静，所以没有任何成效。

——卢梭

很喜欢捷克作家米兰·昆德拉的一句话：慢，是一种失传已久的艺术。然而在现实中，沉静、耐心这些关于慢的字眼，似乎被人们冷落了起来。但正是这些缓慢的力量，才让人有了蜕变的时间，才让人有了更坚实的存在。在这个浮躁的社会中，耐心地走自己的路，变得比以往任何时候都更为重要。而那些不能领悟"慢"这门艺术的人，也注定会失败。

很久很久以前，有一个到欧洲去卖货的阿拉伯商人，他的生意挺兴隆，他带去的一马车的货物不几天都卖完了。

商人喜滋滋地买了些给家人的礼物装进马车，驾车往家赶去。他归心似箭，日夜兼程，深更半夜才投店休息；第二天一大早又忙着赶路。清晨，店主帮他把马牵出马棚时，发现马左后脚的铁掌上少了一枚钉子，就提醒他给马掌钉钉。

商人说："再有十天就到家了，我可不想为一颗小钉耽误时间。"话音未落就赶车走了。

两天后，商人路过一个小镇，被一个钉马掌的伙计叫住："马掌快掉了。过了这个镇可不容易再找到钉马掌的了。"

商人说："再有八天我就到家了。我可不想为一个马掌耽误工夫。"

离开小镇没多远，在一个人烟稀少的地方，马掌掉了。商人想："掉就掉了吧，我可没时间再返回小镇了。就要到家了。"

走了一段路后，马开始一瘸一拐起来。一个牧马人对他说："让马养好脚再走吧，否则马会走得更慢的。"

"再有六天我就要到家了，马养伤多浪费时间呀。"

马走得更跌跌撞撞了，一个过路人劝他让马养好腿再继续赶路，可他说："老天，养好腿得多长时间？再有四天我就要到家了，别耽误我与亲人见面！"又走了两天，马终于倒下了，一步也走不了了。无奈，商人只得丢下马和车子，自己扛着东西徒步朝家走去。

结果，马车走两天的路程他走了四五天，到家的时间反而比预定时间晚了两三天，真是欲速则不达。

惬意的人生，需要有足够的耐心。因为事物的发展有一个循序渐进、逐步积累的过程，当这些积累还没有达到一定标准时，你再着急也没有用。如果你试图走捷径，那么你就有可能会因为违背客观规律而遭遇失败。

所以，一个人要想成功，就要学会戒除急于求成的心理，无论是工作，还是学习，都要耐得住寂寞，不急不躁，一步一个脚印，等到一切条件都已经达到，成功的鲜花也就会蓦然在你眼前绽放！

抵制诱惑，倾听心灵的声音

当一个人在孤独的时候，可以让自己的灵魂穿梭于远古和未来，遨游于天空和大地之间。此时，可以认真地审视自我，从而找回真我，那个隐藏在心底的原来的我。孤独，可以让我们在纷纷扰扰的现实社会中享受一份宁静，体会一种发自心灵的无声震撼。

——卢梭

文艺复兴之后，法国作家辈出，一大堆响亮的名字，因为那些不朽的作品，而被人们永远地记住。而还有一些作家，不仅作品对后世影响巨大，作家的个人事迹，也被后人津津乐道，其中就包括小仲马。

小仲马是著名作家大仲马与一名女裁缝卡特琳·拉贝的私生子，生于法国巴黎。大仲马成名后，混迹于上流社会，将他们母子抛弃掉，直到小仲马七岁时，大仲马终于良心发现，在法律上承认了这个儿子。

年轻的时候，小仲马就希望成为一名作家，像他父亲大仲马一样成名天下。但他寄出的稿子总是碰壁。大仲马得知后，对儿子说："如果你在寄稿子的同时附上一封短信，说'我是大仲马的儿子'，或许情况就会好得多。"

但小仲马拒绝了父亲的好意："我不想那样做，我想凭自己的本事摘到苹果，那样的苹果才会有味道。"

小仲马不但拒绝了用父亲的盛名来取得自己的事业，而且还换了好几个其他姓氏的名字，以免编辑们把他和父亲联系在一起。

面对被退回来的稿件，小仲马并没有沮丧，仍坚持每天写作与投稿。这是一段孤独的岁月，但小仲马不为所动，他一直按照心灵的那个声音的指示去做。

直到有一天，当小仲马的《茶花女》寄出后，终于吸引了一位资深编辑。这位编辑与大仲马有着多年的书信往来，当他看到这个地址与大仲马的地址一样时，怀疑是大仲马另取的笔名，但作品的风格却与大仲马迥然不同。

于是，他专门去访问大仲马。结果令这位编辑大吃一惊，原来《茶花女》和大仲马并没有什么关系，而是出自大仲马的年轻儿子。

"你为什么不用自己的真实姓名呢?"这位编辑问小仲马。

小仲马说："我只想拥有自己的高度。"

《茶花女》出版后，立即引起巨大轰动，法国文坛认为这部作品的价值，超越了大仲马的代表作《基度山恩仇记》。小仲马也随之名声大噪。

现实生活中，那些孤独坚守的人，常常会面对很多诱惑。有很多人没有能够抵挡住这些诱惑，而屈服了，最后变成了一个平庸的人。

试想，假如小仲马也是这样没有抵挡住诱惑，用他父亲的名头，较早地晋升法国文坛。凭借他的实力，也许他依然能够成为一个不错的作家。但可以肯定的是，如果没有前期在孤独中的坚持，没有在孤独中的进步，他可能就写不出《茶花女》这样伟大的作品，更难以超越他的那位伟大的父亲。

小仲马的故事，再一次证明了孤独的价值。

生命，不是活给别人看的，它是一朵花，静静地开，又悄悄地落，有阳光和水分就能按照自己的方式生长。

所以，在成功来临之前，当你自身的能力还不够扎实，当一些条件还没有成熟，当属于你的机会还没有来临之前，你要做的不是利用一些非正常的渠道取得成功，而是应该抵制成功的诱惑，耐得住孤独，倾听心灵深处的那个声音，在孤独中不断提高自己。